ERGEBNISSE DER CHIRURGIE UND ORTHOPÄDIE

BEGRÜNDET VON

E. PAYR UND H. KÜTTNER

HERAUSGEGEBEN VON

KARL HEINRICH BAUER
HEIDELBERG

ALFRED BRUNNER
ZÜRICH

SONDERDRUCK AUS BAND XXXVIII

RUDOLF FREY

VERGLEICHENDE UNTERSUCHUNG DER MUSKELERSCHLAFFENDEN MITTEL

MIT 18 ABBILDUNGEN

NICHT IM HANDEL

Springer-Verlag Berlin Heidelberg GmbH
1953

ISBN 978-3-662-22831-9   ISBN 978-3-662-24764-8 (eBook)
DOI 10.1007/978-3-662-24764-8
Softcover reprint of the hardcover 1st edition 1953

V. Vergleichende Untersuchung der muskelerschlaffenden Mittel*.

Von

Rudolf Frey.

Mit 18 Abbildungen.

* Auszug aus der Habilitationsschrift zur Erlangung der venia legendi in der Medizinischen Fakultät der Ruprecht-Karl-Universität zu Heidelberg.

Aus der Chirurgischen Klinik (Direktor: Prof. Dr. K. H. Bauer) und dem Physiologischen Institut (Direktor: Prof. Dr. H. Schaefer) der Universität Heidelberg.

Inhalt.

Literatur.

ACHESON, LANGOHR and STANBURY: Empfindlichkeit des Skeletmuskels auf intraarterielle
Acetylcholinzufuhr bei normalen und asthenischen Personen. J. Clin. Invest. 27, 239 (1948).
ADAMS, R. C.: Curare in Endoscopy. Anesthesiology 8, 489 (1947).
ADRIANI: Pharmacology of anaesthetic drugs. 7th ed. Philadelphia Saunders 1952.
— and OCHSNER: Curare in Tetanus. Surgery 22, 509 (1947).
AHLMARK, A.: Influence of anaesthetics on the hydrolysis of acetylcholin. Skand. Arch.
Physiol. (D.) 82, 39 (1939).
AIGNER, E., u. V. ORATOR: Über die sog. Ätherkrämpfe. Zbl. Chir. Nr. 9/10 (1950).
ALAM, M.: Liberation of histamine from sceletal muscle by curare. J. of Physiol. 95, 148 (1939).
— et al.: Histaminfreisetzung durch Curare. J. of Physiol. 95, 148 (1939).
ALCAVER, T.: Über den Nachweis von Acetylcholin im Liquor. Arch. f. Psychiatr. u. Z. Neur.
180, 202 (1948).
ALLES et KNOEFEL: Die Wirkung von Kalium auf das Atemzentrum. J. Pharmacol. 1, 187
(1939).
ALTSCHULE, N., and K. J. TILLOTSON: Untoward reactions to curare consequent to vagal
hyperactivity following elektroshock convulsions. Arch. of Neur. 60, 392 (1948).
AMMON, M.: Die Wirkung von Curare auf die Cholinesterase. Kongr. Zbl. inn. Med. 63, 114
(1942).
ANDINA, F.: Tetanus und Curare. Schweiz. med. Wschr. 80, 867 (1950).
ANGHERA, P. M. d': De orbe nuovo. 1516. Z. n. McINTYRE.
APGAR, V.: Experiences with curare in anaesthesia. Ann. Surg. 124, 161 (1946).
AHRENSOHN, E.: Das Wesen des Fiebers. Dtsch. med. Wschr. 1902, 76.
ARNOLD, O. H., u. W. BÖCK-CREISSAU: Elektroschock und Muskelrelaxantien. Wien. Z. Ner-
venheilk. 4, 326 (1951).
ARRAWOOD, J. G.: Mytolon-Chloride: A new agent for producing muscular relaxation.
Anesthesiology 12, 753 (1951).
ARTUSIO, J. F., B. E. MARBURY and M. A. CREWS: A quantitative Study of d-Tubocurarine,
Tri- (Diethylaminoethoxy) — 1, 2, 3 — Benzene (Flaxedil), and a Series of Tri-Methyl-
and Dimethylammonium Compounds in Anesthetized Man. Ann. New York Acad. Sc.
54, 512 (1951).
ATAMACHOVIC, D.: Procain and autonomic innervation. Proc. Soc. Exper. Biol. a. Med. 74,
55 (1950).
— Jodure de décamethonium (C 10) et homéostasie de la pression artérielle. Arch. internat.
Pharmacodynam. 81, 397 (1950).
AUSTIN u. MEHRING: Vergleichende Untersuchungen über die Wirkung von d-Tubocurarin
und Syncurin auf die Perinealmuskeln bei den Geburtsvorgängen. Amer. J. Obstetr. 62,
143 (1951).
AUVERGNAT, R.: Wirkung von Curare auf die synaptische Übertragung im Rückenmark.
J. de Physiol. Paris 41, 275 (1949).
v. BAEYER, W.: Die moderne psychiatrische Schocktherapie. Stuttgart: G. Thieme 1951.
BAILLEY, P. J., and F. J. MURPHY: Anaesthesiology 12, 63 (1951).

BANDI. N.: Relaxil bei Tetanus. Schweiz. med. Wschr. 1951. 10.

BANKHEAD: Prevention of cardiac complications in electric shock. Amer. J. Psychiatry 106, 911 (1950).

BARLOW. R. B., and H. R. ING: Curare-like action of Polymethylene — bis — quarternary Ammonium Salts. Nature (London) 161, 718 (1948).

BAUER. K. H.: Dtsch. med. Wschr. 77, 321 (1952).

BAY and MARSHALL: Convulsions during Anesthesia: 12 cases. Ann. of Surg. 118, 130 (1943).

BEARD. B. H.. and T. H. HARRIS: A near fatality from Curare Preceeding electroshock therapy. Dis. Nerv.System 7, 276 (1946).

BECKER. H.. u. P. KRÜGER: Erlaubt die Tonuslage beim spinalen Querschnittssyndrom Rückschlüsse auf ein muskuläres Tonussubstrat? Nervenarzt 22, 321 (1951).

BECKERT. F. E.. C. W. FISCHER and P. HARROUN: Standard for safe use of Curare. California a. West. Med. 68, 401 (1948).

BEECHER. H. K.: Pain. Anesthesiology 12, 640 (1951).

— Physiology of Anesthesia. Oxford Univ. Press. London u. New. York 1938.

DE BEER, E. J.. et al.: Synthetic Drugs influencing neuromuscular Activity. Ann. New York Acad. Sci. 54, 362 (1951).

BEIN. H. J.. u. R. MEIER: Pendiomid. eine ganglionär hemmende Substanz. Experientia 6, 514 (1950).

BENEDIKT. M.: Positive Resultate zur Curaretherapie. Wien. med. Presse 7, 791 (1866).

BENNET, A. E.: Prevention of traumatic complications in convulsiv shocktherapy by Curare. J. Amer. Med. Assoc. 114, 332 (1940).

— and P. T. CASH: Myasthenia gravis and curare sensitivity; a new diagnostic test and approach to causation. Arch. of Neur. 49, 537 (1943).

— Dis. Nerv.System 4, 299 (1943).

— and A. R. MCINTYRE: Pharmacol. and clinical investigations with crude curare. J. Amer. Med. Assoc. 114, 322 (1940).

— — Amer. J. Psychiatry 97, 1040 (1941).

BERGER, F. M.: Spinal cord depressant drugs. J. Pharmacol. a. Exper. Ther. 98, 4 (1949).

— and BRADLEY: Myanesin, pharmacol. properties. Lancet 1947 I, 97 und 1948 I, 487.

— — Brit. J. Pharmacol. 1, 265 (1946).

— u. SCHWARTZ: J. Amer. Med. Assoc. 137, 772 (1948).

— — J. Pharmacol. a. Exper. Ther. 93, 362 (1948).

BERMAN, S.: Effects of Curare and Prostigmin in the central nervous System. Connecticut State Med. J. 12, 1111 (1948).

BERNARD, CL.: Lecons de Physiologie, Paris 1855. 18 me et 19 me lecons. C. r. Acad. Sci. (Paris) 13, 825 (1856).

— Note sur la Curarine. Bull. gén. Thér. 69, 23 (1865).

BEUTTEL, E.: Conium-Alkaloide. Pers. Mitteilung.

BEZOLD. A.: Die Wirkung von Curare auf Nerven. Arch. Anat. u. Physiol. 168, 387 (1860).

BICKFORD. R. G.: Automatic Electro encephalographic control of general anesthesia. Electroencephalogr. Clin. Neurophysiol. 2, 93 (1950).

BINDA, B.: Un nuova curarizzante di sintesi in anesthesia; il tridoctilate di tri — (dietilaminoctylossi)— 1 —2—3 benzene. Minerva chir. (Torino) 4, 205 (1949).

BINGER, G. G.. and G. DEVNICH: Treatment of two cases of tetanus with d-Tubocurarine chloride in peanut oil with Myricin. Anesthesiology 11, 199 (1950).

BLUME, W.: Die krampfauslösende Wirkung von Curare. Arch. exper. pathol. Pharmakol. (D.) 175, 745 (1934) und 149, 129 (1930).

BOEHM, R.: Die Isolierung der Curarealkaloide. Arch. Pharmaz. 235, 660 (1897).

— Curare und Curarealkaloide. Hefters Handb. exper. Pharmakol. II, 1,183. Berlin: Springer 1920.

BORROMEA: Intocostrin with pentothal sodium anesthesia. Meeting Amer. Soc. Nurse Anesthetists in Illinois on 22 March 1945.

BOURNE. J. G.: Thiopentone-, nitrous-oxide-oxygen-anesthesia with curare for head and neck surgery. Brit. Med. J. 4529, 654 (1947).

BOVET, D.: Some Aspects of the Relationship between Chemical Constitution and Curare-Like-Activity. Ann. New York Acad. Sci. 54, 3 (1951).

— et F. BOVET-NITTI: Médicaments du Système nerveux végetatif. Basel: S. Karger, 1948.

— et alii: Untersuchungen von synthetischen Substanzen mit curareartiger Wirkung. Arch. internat. Pharmacodynam. 80, 172 (1949).

BOWDEN, R. A.: Rate of atrophy of muscle following poliomyelitis. Hopkins Hosp. Bull. 89, 153 (1951).

BRACCI, L., e L. LORENZINI: Curare modifies the protein fractions of the blood. Giorn. ital. Anest. 15, 63 (1949).

BRACCI, U., ed E. MONDANI: Die konstante Erhöhung der Amylasewirksamkeit des Blutes während der Curarisierung. Giorn. ital. Anest. 16, 50 (1950).

v. BRAUNMÜHL: Insulinschock und Heilkrampf. Stuttgart: Thieme 1947.

BREIDAU, G.: Ein neues Mittel zur Entspannung der quergestreiften Muskulatur: Curarythan. Ärztl. Prax. II, Nr. 42 (1950).

BREMER, F., V. BONNET et J. MOLDAVER: Contribution à l'étude de la physiologie générale des centres nerveux. L'Afterdischarge-Reflex et la Théorie neurochimique de l'activation centrale. Arch. internat. Physiol. 52, 215 (1942).

BREMER, P.: Tonus of sceletal muscles. Arch. Surg. 18, 1463 (1929).

BRENA, S.: Elektronarcosis, modern possibilities. Giorn. ital. Anest. 17, 41 (1951).

BRENTON: Zur Pharmakologie des Curare. Brit. Med. J. 1877 I, 317.

BRODIE, B.: Experiments on the modes of death by poisons. Philosophic. Trans. Roy. Soc. Lond. 1811, 194, 1812, 205. Z. n. BÖHME.

BROWN and FISHER: Die Wirkung quartärer Amoniumbasen. Proc. Roy. Soc. Edinburgh 1869, 560.

BRÜCKE, F.: Über Curare und synthetische Curare-Ersatzstoffe. Wien. klin. Wschr. 64, 190 (1952).

BRÜCKE, H., K. H. GINZEL, H. KLUPP, F. PFAFFENSCHLAGER u. G. WERNER: Bis-Cholinesther von Dicarbonsäuren als Muskelrelaxantien in der Narkose. Wien. klin. Wschr. 63, 464 (1951).

BUCHTHAL et LINHARD: Die Wirkung von Acethylcholin an der Nervenendplatte. J. de Physiol. 87, 394 (1936).

BURMANN, M. S.: Curare-Therapie for Muscelspasme and rigidity in Dystonia musculorum deformans. J. Surg. (A.) 20, 754 (1938).

— Curare for Spastic and Dystonic states. Arch. of Neur. 41, 307 (1939).

— Clinical experience with some Curare preparations and Curare substitutes. J. Pharmacol. a. Exper. Ther. 69, 143 (1940).

BURNS and PATON: Depolarisation of motorendplate by C 10 and Acetylcholin. J. of Physiol. 115, 41 (1951).

BUSCH: Curare bei Tetanus im böhmischen Krieg. Berl. klin. Wschr. 4, 440 (1867).

BUTTLE, G., and E. ZAIMIS: The Action of Dekamethonium Jodide in Birds. J. of Pharmacy a. Pharmacol. 1, 991 (1949).

CANNON, W. B., and A. ROSENBLÜETH: Supersensitivity of denervated structure. New York: McMilan 1949.

CARBON, H., STOELTING and S. C. CULLEN: Pentobarbital-Curare-induction for endotracheal Intubation. Anesthesiology 9, 11 (1948).

CARLSON, A. J.: Die ganglienblockierende Wirkung von Curare. J. Gen. Physiol. 4, 559 (1922).

CAVALLITO, C. J., A. E. SORIA and J. O. HOPPE: Amino and Ammonium Alkyl Ammino-benzo-quinones as Curarimetric Agents. J. Amer. Chem. Soc. 72, 2661 (1950).

CAVALLI, C. F.: Sull' azione convulsivante della d-tubocurarina fatta agire direttamente sul tessuto nervose. Nota I.-Effete della introduzione del cloruro di d-tubocurarina nella cisterne magna del coniglio. Nota II.-Effeto del trattamento con alcuni formaci anti-curarici ed antiepiletici. Giorn. ital. Anest. 16, 162 u. 259 (1951).

CHARLES, H. A., et alii: Sudden death from Asthma. Canad. Med. Assoc. J. 64, 95 (1951).

CHARLTON, G. E., W. C. BRINEGAR and O. R. HOLLOWAY: Curare and Metrazol therapy of psychoses; report of a fatal case. Arch. of Neur. 48, 267 (1942).

CHASE, H. C.: Principles of surgical practice. Anoxia — its surgial significance. Surgery etc. 73, 105 (1941).

— Actions of erythrina americana, a possible curare substitute. J. Pharmacol. a. Exper. Ther. 60, 69 (1937).

CHASE, L. R.: Synthetic curare-like Compounds. J. Pharmacol. a. Exper. Ther. 82, 266 (1944).

CHIO, M.: Sur la dissoziation des mouvements respiratoires par l'action du curare. Arch. ital. de biol. 60, 157 (1913).

CLECHLEY, H., and ass.: Blood pressures Studies in Patients undergoing Convulsive Therapy. South Med. J. (USA) 35, 375 (1942).

COFFIN, E.: Electroconvulsion Therapy. Anesthesia (Brit.) 6, 58 (1951).

COHNBERG, R. E.: Die Verhütung von Curarekrämpfen durch Cyclopropan. J. Labor. a. Clin. Med. 31, 866 (1946).

COLE: Curare in the Treatment of Tetanus. Lancet 2, 475 (1934).

COLFER, H. F., and H. E. ESSEX: The Distribution of Total Electrolyte, Potassium and Sodium in the Cerebral Cortex in Relation to Experimental Convulsions. Amer. J. Physiol. 150, 27 (1947).

CONDON, H. A.: The clinical Use of Flaxedil. Anesthesia 6, 92 (1951).

CONSOLE, A. D.: The clinical Use of d-Tubocurarine. Ann. New York Acad. Sci 54, 3, 498 (1951).

COPPÉE, C.: Effects of Curarisation. Arch. internat. Physiol. 53, 327 (1943).

COSLE, L.: Tetanus treated with curare. Lancet 2, 475 (1934) und Brit. Med. J. 1, 125 (1935).
COTTEN, M.: Effects of high Oxygen Atmospheres in Drug induced Convulsions. Anesthesiology 12, 491 (1951).
COURTIN, F.: Elektroencephalography during surgical Anesthesia with N_2O and Ether. Habilitationsschrift Mayo-Klinik 1950.
COUTY, M.: Des analogies et differences entre le Curare et la Strychnine. C. r. Acad. Sci. Paris 95, 934 (1882).
— et LACERTA: Sur un nouveau curare, extract d'une seule plante: Strychnos triplinerva Martin. C. r. Acad. Sci. (Paris) 1879, 582.
COWAN and ING: Strychnin-methyl-iodid als Muskelrelaxans. Z. n. SELLMANN.
CRAIG, E. L., and D. S. TARBELL: Curariform activity and chemical structure. J. Amer. Chem. Soc. 71, 465 (1949).
CULLEN, S.: Curare in Tetanus. Surgery 14, 256 (1943).
— Curare during Anesthesia. Anesthesiology 5, 166 (1944).
— Curare for Abdominal Muscle-Relaxation. Surgery 14, 261 (1943).
— The clinical use of Curare. Vortrag auf dem Meeting of American Society of Anesthesiologists am 4. 11. 1951 in Washington.
CULLER, E., et al.: Effects of Curare upon higher and lower levels of central nervous system. Amer. J. Psychol. 52, 266 (1939).
CUMMINS, I. A.: Metrazol complications by Curare. Cannad. Med. Assoc. J. 47, 326 (1942).
— Amer. J. Psychiatry 101, 117 (1944). — Psychiatr. Quart. 17, 655 (1943).
V. DARDEL, O., and S. THESLEFF: Clinical Experience of Celocurin (Succinylcholin-iodid). Nord. Med. 27, 1045 (1951).
DAVIS, D. L., and A. LEWIS: Dekamethonium as musculus relaxans. Lancet 1949 I, 775 und 819.
— and M. Kap: Dosage guide for halogan Salts of d-T-C dimethylether. Current Researches. Anesth. et Analg. 30, 47 (1951).
DAVISON: Mephesin in Tetanus. Anesthesiology 12, 120 (1951).
DEDICHEN: Frakturhäufigkeit beim Elektrokrampf. Acta psychiatr. (Kopenh.) Suppl. 37.
DENHOFF, E., and C. BRADLEY: Curare Treatment of spastic children. New England J. Med. 226, 411 (1942).
DEPIERRE, F., and A. FUNKE: Actions de tétraméthyl-ammonium et des hydroxyphényl-triméthyl-ammonium sur la transmission neuro musculaire. C. r. Acad. Sci. (Paris) 230, 2242 (1950).
DESHAIES, C.: Accidents de l'electrochoctherapie. Ann. méd.-psychol. 2, 303 (1950).
DILLON, J. B.: Curare in Geriatric Anesthesia. J. Amer. Med. Assoc. 135, 977 (1947).
DOBOZY, E.: Experiments in therapy of uremic renal insufficiency, effect of curare on life period of nephrectomized animals. Orvosi hetil. 84, 25 (1940). Z. n. McINTYRE.
DOLIVO, M., A. FLEISCH et F. INFANTELLINA: Etude oscillographique quantitative de l'effet des sections des nerfs phréniques. Helvet. physiol. Acta 9, C 66 (1952).
DOUGHTY, A. G.: Flaxedil bei der Kehlkopf-Intubation. Lancet 1, 258, 899 (1950).
DRIPPS and SERGANT: Erythroidin as muscular relaxans. Z. n. VETTEN.
DRIPPS, R. D.: Clinical Experiences with Decamethonium Bromide (Synucurine). New York Academy of Sciences, Conference on curare and anti-curare agents 21. Juni 1951.
DUNDEE: Gallamin (Flaxedil) in the diagnosis of Myasthenia gravis. Brit. J. Anaesth. 23, 39 (1951).
DURST, W., u. R. FREY: Fortschr. Neur. 20, 541 (1952).
DUTSCHER, I. D.: The Isolation and Identification of Additional Physiologically Active Alkaloids in Extracts of Chondodendron Tomentosum. Ann. New York Acad. Sci. 54, 3, 326 (1951).
EASTMANN, N., and I. KREISELMANN: Treatment of Anoxia. Amer. J. Obstetr. 41, 260 (1941).
EATON, L. M.: Diagnostic tests for Maysthenia gravis with Prostigmin, Curare and Chinin. Proc. Staff Meet. Mayo Clin. 18, 230 (1943).
— Curare in Convulsive Shock Treatment of Patients who may have Myasthenia. Proc. Staff Meet. Mayo Clin. 22, 4 (1947).
ECCLES, J. C.: Nature of endplate potentials in curarized muscles. J. of Neurophysiol. 4, 362 u. 402 (1941); 9, 87 (1946).
EDISON: Atomic War. J. Michigan Med. Soc. 50, 305 (1951).
EHRHARDT, J.: Komplikationsverhütung bei der Elektroschockbehandlung. Ärztl. Forsch. 1948, 434.
EICHHOLTZ, F., u. E. ROESCH: Pharmakologische Reaktionen an den Synapsen des NN-Marks. Arch. internat. Pharmacodynam. 78, 521 (1949).
— u. R. TAUGNER: Der isolierte Zwerchfellstreifen mit natürlicher Innervation. Eine neue Methode zur Untersuchung der Reaktionen des Atmungszentrums. Pflügers Arch. 254, 267 (1951).

EICHLER, W.: Die Rolle der Endplatte als eines peripheren Ganglions. Z. Biol. 99, 243 (1938).
v. EIFF, A. W., K. SPOHN, W. KNÜCHTEL u. F. HÄRTLE: Stoffwechseluntersuchungen am curarisierten, nicht narkosierten Menschen. Pflügers Arch. 253, 283 (1951).
ELKINS, E. C.: Curare in Poliomyelitis. J. Iowa Med. Soc. (Aug.) (1947).
EMMER, I. P.: De veneno americano. Diss. inaug. Tübingen 1817.
ENGBAECK, L.: Magnesium Anesthesia. Nyt Nordisk Forlag Kopenhagen 1948.
ESSEN, K. W.: Die Reflexaktivität des Rückenmarkfrosches bei verschiedenen Frequenzen elektrischer Reizung während der Vergiftung mit Athylcarbamat oder Curarin. Pflügers Arch. 233, 248 (1934).
ETTERICH, M.: Einige Angaben über die Verwendung eines synthetischen Mittels (Syncurine) mit curareartiger Wirkung in der operativen Gynäkologie. Schweiz. med. Wschr. 1951, 189.
EULER, V. U. S., and H. WAHLUND: Über zentrale Curarewirkungen. Acta physiol. scand. (Stockh.) 2, 327 (1941).
EVERETT, G. M.: The effect of curare on the central nervous system. Federat. Proc. 6, 101 (1947). — J. of Pharmacol. a. Exper. Ther. 92, 236 (1948).
— Studies on the toxicity and metabolism of d-Tubocurarine. Federat. Proc. 7, 217 (1948).
— Pharmacological Studies of d-Tubocurarine and other curare Fractions. J. of Pharmacol. a. Exper. Ther. 92, 236 (1948).
FAIRLEY, B.: Pronlonged intercostal paralysis due to a relaxant. Brit. Med. J. 4686, 986 (1950).
FARKAS u. MOSONY: Die Wirkung der Parasympathicusgifte auf den Tonus. Arch. exper. Path. u. Pharmakol. 118, 102 (1926).
FEGLER, J.: The action of Curare on the respiratory centre. J. of Physiol. 100, 417 (1942).
FEITELBERG, S., u. H. LAMPEL: Methode zur Temperaturmessung im Gehirn. Arch. exper. Path. u. Pharmakol. 177, 600 u. 725 (1935).
— and E. P. PICK: Action of curare on temperature changes in the Brain. Proc. Soc. Exper. Biol. a. Med. 64, 345 (1947).
— — Die Wirkung von Curare auf das EEG beim Frosch. Proc. Soc. Exper. Biol. a. Med. 49, 645 (1942).
FERNANDO, H. E.: Blocking of Action of Acetylcholin by Barbiturates. Science 115, 43 (1952).
FLAXMANN, N.: Drug fatalities. J. Amer. Med. Assoc. 147, 377 (1951).
FLECKENSTEIN, A.: Elektrische Phaenomene bei der Wirkung der Anaesthetica. Vortrag Österr. Kongr. Anaesthes. Velden 1953.
FLORIN, P.: Curareprophylaxe beim Elektroschock. Nord. Med. (schwed.) 43, 250 (1950).
FOLDES, F. F.: Some problems of geriatric anesthesia. Anesthesiology 11, 737 (1950).
— The Use of Mytolon Chloride in Anesthesiology. Ann. New York Acad. Sci. 54, 3, 503 (1951).
FOREGGER, R.: Fatalities following Curare. Newsletter Amer. Soc. Anest. 13, 23 (1949). — J. Amer. Med. Assoc. 142, 1344 (1950); 146, 864 (1951).
— The Action of Curare on Respiration. Med. Review 16, 53 (1951).
— H. RETTIG and CONROY: Massive Pulmonary Collapse Following Anaesthesia with Curare. Wisconsin Med. J. 1949, 1.
FOX, M. J.: Curare in Poliomyelitis. J. Amer. Med. Assoc. 131, 278 (1946).
FREY, E., u. WEIGMANN: Die Wirkung von Veratrin nach Curare. Arch. exper. Path. u. Pharmakol. 201, 1 (1943).
FREY, R.: Der Dienst in einer Anästhesieabteilung. Dtsch. med. Wschr. 1951, 1142.
— Ist die multiple Sklerose durch Intocostrin beeinflußbar? Dtsch. med. Wschr. 1951, 1220.
— Vergleichende Untersuchungen muskelerschlaffender Mittel. Anästhesist 1, 16 (1952).
— O. JUST u. E. v. LÜTTICHAU: Der Bronchospasmus als Narkosekomplikation. Langenbecks Arch. u. Dtsch. Z. Chir. 268, 363 (1951).
— — — u. A. WÜRTZ: Anästhesist 1, 97 (1952).
— H. GÖPFERT u. W. RAULE: Vergleichende Untersuchung der Wirkungen muskelerschlaffender Mittel auf das Atemzentrum. Anästhesist 1, 33 (1952).
— Fortschritte und Erfahrungen mit der künstlichen Blutdrucksenkung. Vortrag D. Chir. Kongress München 1953.
FRIEDEMANN, U., u. W. ELKELES: Untersuchungen über die Permeabilität der Bluthirnschranke. Dtsch. med. Wschr. 1932, 923. — Klin. Wschr. 1932, 2026.
FRIEDLÄNDER, R.: Hypnonarkose. Stuttgart: Enke 1920.
FROMMEL, E., FAVRE et FALETTE: L'action antiacetylcholinique et antihistaminique des anesthesiques loceaux. Arch. internat. Pharmacodynam. 73, 355 (1947).
FROSTIG: Elektronarkose. Arch. of Neur. 51, 232 (1944).
FÜHNER, H.: Guanidin als Muskelrelaxans. Arch. exper. Path. u. Pharmakol. 58, 1 (1908).
FULLER, I. D.: Use of slowly absorbed suspension of d-Tubocurarine chloride in traumatic injuries. J. Amer. Med. Assoc. 143, 789 (1950).
FUNKENSTEIN: A test which predicts the clinical effects of electric shock. Amer. J. Psychiatr. 106, 889 (1950).
GÄDEKE, R.: Virchows Arch. 322, 563 (1952).

GARTEN, S.: Die Wirkung intraarterieller Curareinjektionen. Abh. mat.-phys. Kl. d. sächs. Gesamtwissensch. **25**, 288 (1899).

GELLER: Unerwünschte Nebenerscheinungen bei der Elektrokrampfbehandlung. Dtsch. med. Wschr. **74**, 75 (1949).

GIESEN, J., u. P. P. KOELZER: Die Behandlung der Myasthenia gravis mit SK 52. Med. Klin. **1950**, 1530.

GILDEA and COBB: Effects of anaemia on cerebral cortex. Arch. of Neur. **23**, 876 (1930).

GILL, R.: Curare: Missconceptions regarding the discovery and development of the present form of the drug. Anesthesiology **7**, 14 (1946); **9**, 321 (1948).

— White water and black Magic. New York: H. Holt 1940.

GILLIS, A., and D. W. WEBSTER: D-Tubocurarine chloride in electroconvulsion therapy. Brit. Med. J. **1947**, 4500, 451.

GINZEL, K. H.: Die pharmakologischen Eigenschaften des Succinyl- bis-cholinchlorids im Hinblick auf seine Verwendbarkeit in der Elektroschocktherapie. Wien. Z. Nervenheilk. **4**, 321 (1951).

— H. KLUPP u. G. WERNER: Zur Pharmakologie von Bis- Quarternären Ammoniumverbindungen. I. Mitteilung: Neuromuskuläre und ganglionäre Wirkungen des Adipinsäure-bis-Cholinesters. Arch. internat. Pharmacodynam. **86**, Nr. 4 (1951).

— — — II. Mitteilung: Vergleichende Untersuchungen über einige alipathische Dicarbonsäureester. Arch. internat. Pharmacodynam. **87**, Nr. 1—2 (1951).

— — — III. Mitteilung: Die fermentative Spaltung einiger aliphatischer Dicarbonsäureester und die Steigerung ihrer Wirksamkeit durch Eserin. Arch. internat. Pharmacodynam. **87**, Nr. 3 (1951).

— — — Die Wirkung einiger aliphatischer Bis-quarternärer Ammonium-Verbindungen auf die Skeletmuskulatur. Arch. exper. Path. u. Pharmakol. **213**, 453 (1951).

— — — Methoden zur biologischen Wertbestimmung und Charakterisierung von neuromuskulär lähmenden Stoffen. Scienta Pharmaceutica **19**, H. 3 (1951).

— O. MAYRHOFER u. F. CHOTT: Myocain als muskelerschlaffendes Hilfsmittel in der Narkose. Wien. klin. Wschr. **1949**,44; **1949**,768.

GIRDEN, E.: The EEG in curarized mammels. J. Neurphysiol. **11**, 169 (1948).

— Generalized conditioned responses under Curare and Erythrodine. J. exper. psychol. **31**, 105 u. 322 (1942. — Proc. Soc. Exper. Biol. a. Med. **53**, 163 (1943).

GNÜCHTEL: Curareselbstversuch. Z. n. v. EIFF und pers. Mittlg.

GODMANN and ADRIANI: Myanesin in treatment of tetanus. Brit. Med. J. II **1950**, 4686, 982. — J. Amer. Med. Assoc. **141**, 754 (1949).

GÖBEL, F., u. W. KOHLHAS: Die kombinierte Eunarcon-Curarythan-Narkose bei Hund und Katze. Tierärztl. Umschau **1951**, 348.

GOEPFERT, H., W. RAULE u. R. FREY: Beobachtungen über die alveolare CO_2—Konzentration und den respiratorischen Stoffwechsel nach Einwirkung muskelerschlaffender Mittel. Anaesthesist **2**, 4 (1953).

GOODMAN, L., and A. GILMAN: Pharmacological basis of therapeutics. New York, Macmillan 1952.

— u. H. SCHAEFER: Die Veränderung des Endplattenstromes bei Curarisierung. Pflügers Arch. **239**, 597 (1937).

GOTTESFELD, E.: Curare in electric shock therapy. Connecticut Med. J. **10**, 756 (1946).

GRAY, C.: Synergism d-tubocurarine and Thiopenton. Anaesthesia **6**, 144 (1951).

— Curare in Obstetrics. Brit. Med. J. **1947**, I, 444.

— and J. HALTON: Idiosyncrasy to d-tubocurarinchlorid. Brit. Med. J. **1948**, I, 784.

GRIFFITH, H. R.: The action of Curare. Current Res. Anesth. a. Analges. **25**, 45 (1946).

— The Evolution of the Use of Curare in Anesthesiology. Ann. New York Acad. Sci. **54**,3,493.

— and JOHNSON: Curare as an aid to the anesthetist. Lancet **1945**, II, 74.

— — The use of Curare in clinical anesthesia. Anesthesiology **3**, 418 (1942).

GROB, D., J. L. LILIENTHAL and A. McHARVEY: On certain vascular effects of curare in man: The „histamine" reaction. Bull. Hopkins Hosp. **80**, 299 (1947).

— D. A. HOLODAY and A. McGEHEE HARVEY: The effects of bis-trimethylammonium decane diiodide and dibromide on neuromuscular function and on induced convulsions in man. New England J. Med. **241**, 812 (1949).

GROSS, E., and ST. CULLEN: Effects of anesthetic agents on muscular contractions. J. Pharmacol. a. Exper. Ther. **78**, 358 (1943).

GROSSE-BROCKHOFF, F., u. H. MERKER: Die Physiologie der Muskelendplatte. Klin. Wschr. **1949**, 73.

GÜNTHER, P. G.: Die morphologischen Grundlagen der Bewegungs-Halteleistung (Tetanus und Tonus) des Zwerchfells. Acta anat. (Basel) **14**, 54 (1952).

GUYTON, A. C., and R. C. REEDER: Quantitative Studies on the autonomic actions of curare. J. Pharmacol. a. Exper. Ther. **98**, 188 (1950).

GYCHA, F.: Über ein neues Muskelrelaxans. Anaesthesist **1**, 80 (1952).

GYCHA, F.: My 301, ein neues Muskelrelaxans. Med. Mschr. 1952, 166.
— Über tierexperimentelle Untersuchungen und Selbstversuche mit dem Muskelrelaxans My 301. Med. Mschr. 6, 226 (1952).
HAAS, H.: Desoxydauricin als Muskelrelaxans. Dtsch. Pharmakologenkongreß Göttingen, 6. 8. 1952.
HACKETHAL: Über eine direkt steuerbare intravenöse Kombinationsnarkose. Chirurg 20, 86 (1948).
HAMMETT, F.: Peripheral point of attack of Strychnin. J. Pharmacol. a. Exper. Ther. 8, 175 (1916).
HARDT, A., u. R. HOTOVY: Testierungsmethoden für Stoffe mit curareartiger Wirkung. Arch. Exper. Path. u. Pharmakol. 209, 264 (1950).
HARLOW, H. F.: Curare and conditioned responses. J. Gen. Psychol. 56, 273 (1950).
HARRIS, R. C.: Curare in Tetanus. Pediatrics 2, 175 (1948).
HARRIS, H. E.: Curare in Endoscopy. Cleveld. Clin. Quart. 14, 90 (1947).
HARRIS, M. M.: Study of use of curare in metrazol convulsant therapy with some electroencephalographic observations. Psychoanalytic Quart. 15, 537 (1941).
HARRIS, M., and S.: Effect in vitro of curare alkaloids and crude curare preparations on cholinesterase. Proc. Soc. Exper. Biol. a. Med. 56, 223 (1944).
HARRIS, L. C., and R. D. DRIPPS: The use of decamethoniumbromid for muscular relaxation. Anesthesiology 11, 215 (1950).
HARROUN, PH.: Curare in Obstetrics. Surg. etc. 84, 491 (1947).
— et alii: Curare and nitrous oxide anesthesia for lengthy operations. Anesthesiology 7, 24 (1946).
— F. E. BECKERT and C. W. FISHER: The physiologic effects of curare and its use as an adjuvans to anaesthesia. Surg. etc. 84, 491 (1947).
HARTRIDGE and R. WEST: Tetany abolition by curare. Brain 54, 312 u. 508 (1931).
HARVEY, A. M.: Chininmethochlorid-action on the respiratory centre. Bull. Hopkins Hosp. 66, 52 (1940).
— and MASLAND: Actions of curarizing preparations in the human. J. Pharmacol. a. Exper. Ther. 73, 304 (1941).
HAUSCHILD, F.: Die Chemie u. Pharmakologie des Curins. Arch. exper. Path. u. Pharmakol. 124, 742 (1934).
HELLIWELL, P. J.: Electronarcosis. Anaesthesia 5, 166 (1950).
HENNEMANN, KAPLAN and UNNA: The action of Mephenesin. J. Pharmacol. a. Exper. Ther. 97, 331 (1949).
HESSELSCHWERD, RUSHIN and ST. CULLEN: Clinical evaluation of some new curare preparations. Anesthesiology 12, 14 (1951).
HEUSCHER, J.: Les indications du curare dans le traitement par les électrochocs. Rev. méd. Suisse rom. 68, 499 (1948).
— u. SCHOELLY: Curareselbstversuche. Schweiz. med. Wschr. 1948, 509.
HEUVEL, V. D. G.: Sur la pharmacologie du lauryl-diméthylamino-ethanol. Arch. internat. Pharmacodynam. 79, 432 (1949).
HEYMANS, C.: Actions de la tubocurarine sur la pression artérielle et sur les réflexes pressorécepteurs du sinus carotidien. Arch. néerl. Physiol. 28, 419 (1948); Experientia 2, 453 (1946).
— and G. R. VLEESCHHOUWER: Actions pharmacologiques de l'ester diéthylaminoéthylique de l'acide phénylcyclopentane-carboxalique (Parpanit). Arch. internat. Pharmacodynam 75, 307 (1948).
HOBSON and PRESCOT, F.: Curare in electric shock. Brit. Med. J. 1, 445 (1947).
— Decamethonium in electric shock. Lancet 1, 819 (1949).
— J. A., and PRESCOTT, F.: Comparison of Deca and Curarin in electric convulsions. Lancet 256, 819 (1949).
HOCHE, A.: Curare beim Tetanus. Neur. Zbl. 13, 289 (1894).
HOFMANN-HORNBOGEN: Pfeilgifte und ihre Bedeutung für die Therapie. Pharmazie 5, 359 (1950).
HOLLDACK, K., und R. FREY: Anaesthesist 2, (1953).
HOLZER, H.: Klinische Erprobung eines synthetischen Curare (Bis-Cholinester der Bernsteinsäure — M 115). Wien. med. Wschr. 101, 718 (1951).
HOPPE, J. O.: A new Synthetic curare like compound. C. r. Anesth. Analg. 30, 262 (1951).
— A new series of synthetic curare-like compounds. Ann. New York Acad. Sci. 54, 395 (1951).
HORATZ, K.: Erfahrungen bei der kombinierten Curare-Lachgas-Narkose. Zbl. Chir. 75, Heft 5 u. 12 (1950).
HOTOVY, H.: Zur Pharmakologie der Muskelrelaxantien. Habilitationsschrift Heidelberg 1953.
— Über die Pharmakologie des Belladonnin-Bromaethylats, eines ultrakurzwirk. Muskelrelaxans. Vortr. Nat. Hist.-Med. Ver. Heidelberg 20. 5. 52.
— R.: Experimentelle Studien über die Funktion der Nebennierenrinde. Habilitationsschrift Heidelberg 1952.

HÜGIN, W.: Das subjektive Erlebnis im Curare-Selbstversuch. Schweiz. med. Wschr. 77, 450 (1947).
— Über Curare. Praxis 39, 43 (1950).
HURST, W., and O. DAVIS: Studies on the blood-brain barrier. Brit. J. Pharmacol. 5, 147 (1950).
IKEDA: The bronchoconstrictory action of curare. J. of Physiol. 50, 217 (1916).
ING, H. P.: Curariform action of onium salts. Physiol. Rev. 16, 527 (1936).
ISTRIA, A.: Der Kaliumgehalt curarisierter Muskeln. Arch. Sci. biol. 4, 208 (1923).
JACABHASZY, S.: Die Wirkung von Curare auf das Zentralnervensystem. Arch. exper. Pathol. u. Pharmakol. 58, 1 (1908).
JARCHO, L. W., S. BERMAN, C. EYZAGUIRRE and J. L. LILIENTHAL: Curarization of denervated muscle. Ann. New York Acad. Sci. 54, 337 (1951). ·
JARISCH: Die vago-vagale Synkope. Arch. Kreislaufforsch. 7, 260 (1940) u. 9, 1 (1941). Kreislaufforsch. 1941, 267.
JARRETT, P. S., L. M. EATON and E. H. LAMBERT: Sensitivity to intocostrin of normal subjects, patients without myasthenia gravis and patients with myasthenia gravis. Amer. J. Physiol. 155, Nr. 3 (1948).
JENKINS, M. P.: The action of pentothal and curare on the respiratory control mechanism. J. internat. Chir. (Belg.) 10, 112 (1950).
JOACHIMOGLU: Parpanit. Schweiz. med. Wschr. 1948, 519.
JOHNSTON, F.: Curare in Dysmenorrhea. Amer. J. Obstetr. 51, 569 (1946).
JONEZ, H. D.: Multiple Sclerosis-treatment with histamine and d-tubocurarine. J. Allergy 6, 350 (1948).
JOSEPH, D. R., and S. MELTZER: On the difference between the effects of intravenous and intra-aortic injections of curarin in frogs. J. Pharmacol. and Exper. Ther. 3, 465 (1912).
KAHLSON, G., u. M. PEIL: Die Wiederherstellung der Spontanatmung curarisierter Tiere durch Pentamethylentetrazol-Pyridin-β-carbonsäurediaethylamid. Skand. Arch. Physiol. (D.) 77, 282 (1937).
KAIRINKSCHTIS, V., and V. KUTORGA: Versuch, die Muskelrigidität bei Parkinsonismus durch Injektion von Curare zu beseitigen. Münch. med. Wschr. 74, 537 (1927).
KALINOWSKY, L.: Schockbehandlung, Lobotomie und andere somatische Behandlungen in den Vereinigten Staaten. Nervenarzt 19, 537 (1948).
KATZ, B.: Curare. J. of Physiol. 87, 199 (1936).
KEIR, R.: The treatment of tetanus with decamethoniumiodid. Report of a case. Brit. med. J. 4686, 984 (1950).
KELLGREEN, McGOWAN and WOOD: The action of curare on sensible nerv endings. Brit. med. J. 2, 898 (1946).
KENZLER, C. J.: The anticurare activity of tetraethylammonium ion in the cat. Brit. J. Pharmacol. 5, 204 (1950).
KERN, E.: Le Curare dans l'Anesthésie. Paris Masson 1949.
— Les éléments de sécurité dans la pratique de la curarisation en anesthésie. Anesth. et Analg. 7, Nr. 2 (1950).
KIELHOLZ, P., u. J. HEUSCHER: Elektroschocktherapie mit Curare. Schweiz. med. Wschr. 1949, 592.
KIRSEY, D. K., R. G. BICKFORD and A. FAULCONER: Elektro-encephalographic patterns produced by thiopental sodium during surgical operations: description and classification. Brit. J. Anaesth. 23, 141 (1951).
KILLIAN, H.: Die Verwendung des Curare und verwandter Substanzen für die Verbesserung der Narkose. Langenbecks Arch. u. Dtsch. Z. Chir. 264, 241 (1950).
— u. W. MAURATH: Myanesin. Dtsch. med. Wschr. 74, 946 (1949).
KING, H.: The isolation of d-tubocurarinchlorid. J. Chem. Soc. (London) 1935, 1381.
— Curare alcaloids: Tubocurare. J. Biochem. Soc. 1936, 1276.
— Curare alcaloids: Calebashcurare. J. Biochem. Soc. 1937, 1472.
— Curare alcaloids: Potcurare. J. Biochem. Soc. 1939, 1157.
KLEIN, D., and S. M. GORDON: Determination of d-tubocurarine chloride. J. Amer. Pharmaceut. Assoc. 38, 438 (1949).
KNIGHT, R. T.: The use of curare in anesthesia. Minnesota Med. 27, Nr. 8 (1944).
KÖLLIKER, A.: Physiologische Untersuchungen über die Wirkung von Curare. Virchows Arch. 10, 3 (1856).
KOELZER, P., u. J. GIESEN: Vergleichende klinische Untersuchung der therapeutischen Wirkung einiger neuer Tetraalkylpyrophosphate bei der Myasthenia gravis pseudoparalytica. Ther. Umschau, 7, H. 11 (1951).
KOPPANYI, T., and A. VIVINO: The treatment of curarin poisoning. Science 100, 474 (1944).
KOOTZ, F.: Nebenwirkungen des Curare und synthetischer Muskelrelaxantien und ihre therapeutische Beeinflussung. Anaesthesist 1, 18 (1952).

KRÜGER, P.: Die tetanischen und tonischen Reflexbögen der Skeletmuskeln der Wirbeltiere Biol. generalis (Wien) 19, 325 (1951).
— Tetanus und Tonus. Leipzig: Breitkopf und Hertel 1952.
— Der Angriffsort für das Poliomyelitis-Virus. Dtsch. Z. Nervenheilk. 167, 327 (1952).
— Bemerkungen über das Wesen des Skeletmuskeltonus. Klin. Wschr. 1951, 68.
KUFFLER, S. W.: Specific excitability at the endplate. J. of Neurophysiol. 5, 18 u. 309 (1942) und 6, 99 (1943).
KÜHNE, W.: Über die Wirkungen des Pfeilgiftes auf die Nervenstämme. Heidelberg 1886.
LAEWEN, A.: Über die Verbindung der Lokalanaesthesie mit der Narkose, über hohe Extraduralanaesthesie und epidurale Injektionen anaesthesierender Lösungen bei tabischen Magenkrisen. Bruns Beitr. 80, 168 (1912). Z. n. SCHLESINGER und n. KILLIAN.
— Experimentelle Untersuchungen über die Möglichkeit, den Tetanus mit Curarin zu behandeln. Mitt. Grenzgeb. Med. u. Chir. 16, 809 (1906).
— u. R. SIEVERS: Zur praktischen Anwendung der instrumentellen künstlichen Respiration am Menschen. Münch. med. Wschr. 43, 2221 (1910).
— — Experimentelle Untersuchungen über die Wirkung von künstlicher Atmung, Herzmassage, Strophantin und Adrenalin auf den Herzstillstand nach temporärem Verschluß der Aorta und A. pulmonalis, unter Bezugnahme auf die Lungenembolieoperation nach Trendelenburg. Dtsch. Z. Chir. 105, 203 (1910).
LAMBERT, E. H., and S. R. ROSENTHAL: Liberation of a Histamine-like substance on stimulation of sympathetic nerves. Proc. Soc. Exper. Biol. a. Med. 44, 235 (1940).
— and E. GELLHORN: Role of afferent nerves in response of vasomotor center to oxygen deficiency. Proc. Soc. Exper. Biol. a. Med. 38, 497 (1938).
LANDMESSER, C. M.: Bronchoconstrictor and hypotensiv action of curarising drugs. Anesthesiology 8, 506 (1947).
LANG, D. A., K. K. KIMURA and K. R. UNNA: The combination of skeletal muscle relaxing agents with various central nervous system depressants used in anesthesia. Arch. internat. Pharmacodynam. 85, 257 (1951).
LAPIQUE, L.: Theory of curarisation. J. of Physiol. 81, 113 (1934).
— Actions centrales du curare. C. r. Soc. Biol. (Paris) 141, 468 (1947).
— Etude physiologique sur l'action des curares comme adjuvants de l'anesthésie chirurgicale. Bull. Acad. Méd. (Paris) 131, 480 (1947).
— Le Curare. Semáine Hôp. (Paris) 1948, Nr. 66.
LAPICQUE, L. et M.: Atonie curarique et paralysies curariques. C. r. Soc. Biol. (Paris) 141, 468 (1947).
LENNOX, W. G., and A. R. BEHNKE: Effect of increased oxygen pressure on the seizures of epilepsy. Arch. of Neur. 35, 782 (1936).
LIDSTRÖM, A., and S. O. LILJEDAHL: Erfahrungen mit Curare in der Bauchchirurgie. Langenbecks Arch. u. Dtsch. Z. Chir. 271, 87 (1942).
LINDER, F.: Tetanus. In Handb. d. Inn. Med. 1950.
LÖBER, J.: Über den Kopftetanus und die Wirkung des Curare auf die Muskelspannung. Neue med. Welt 1950, 749.
LOEWE, S., and S. C. HARVEY: Structure-activity relationship of curarizing drugs. Amer. Soc. Pharmacol. Exper. Ther. Fall. Meet. 1950. Ref. J. Pharmacol. 101, 23 (1951).
LUCO et ALTAMIRANO: The relationship curare-atropin. Amer. Physiol. 1943, 520.
LUMSDEN: Observations on the respiratory center. J. of Physiol. 57, 153 u. 354 (1923).
LUNDY, J. S. et al.: Annual report for 1950 and 1951 of the section of anesthesiology. Proc. Staff Meet. Mayo Clin. 26, 281 (1951) und 27, 512 (1952).
VAN MAANEN, E. F.: The antagonism between acetylcholine and the curare alcaloids, d-tubocurarine, c-curarine I, c-toxiferine II and β-erythroidine in the rectus abdominis of the frog. J. Pharmacol. a. Exper. Ther. 99, 255 (1950)
MACFARLANE, D. W., K. R. UNNA, E. W. PELIKAN, R. J. CAZORT, M. S. SADOVE and I. T. NELSON: Evaluation of curarizing drugs in man. III. Antagonism to curarizing effects of d-tubocurarine and decamethylene — bis (trimethylammonium Bromide). J. Pharmacol. a. Exper. Ther. 99, 226 (1950).
— E. W. PELIKAN and K. R. UNNA: Evaluation of curarizing drugs in man. V. Antagonism to curarizing effects of d-tubocurarine by neostigmine, m-hydroxy phenyltrimethylammonium and m-hydroxy phenyltrimezhylammonium and m-hydroxy phenylethyldimethylammonium. J. Pharmacol. a. Exper. Ther. 100, 382 (1950).
McCAWLEY, E. L.: Certain Actions of Curare on the Central Nervous System. J. Pharmacol. a. Exper. Ther. 97, 129 (1949).
McGUIGAN, H.: The central action of curare. J. Pharmacol. a. Exper. Ther. 8, 471 (1916).
McGUINESS: Curare in electroconvulsion therapy. Brit. Med. J. 1947, I 695.
McINTYRE, A. R.: Muscle activity influenced by d-tubocurarine. J. of Neurophysiol. 8, 297 (1945).

McIntyre, A. R.: Curare, its history, nature and clinical use. Chicago, the University Press 1947
— et al.: Curare and anti-curare agents. Ann. New York Acad. Sci. 54, 297 (1951).
— Bennet and C. Hamilton: Recent Advances in the Pharmacology of Curare. Ann. New
York Acad. Sci. 54, 301 (1951).
Mahfouz, M.: Some observations on the bronchoconstrictor effects of tubocurarin. Quart.
J. Exper. Physiol. 35, 205 (1949).
Mall, G., u. E. Kluge: Klinische Erfahrungen mit Curaril (M_L, Byk-Gulden). Dtsch. med.
Wschr. 1950, 652.
Mallinson, F. B.: A new synthetic curarizing agent in anesthesia (Myanesin). Lancet 1947
I, 98.
Malorny, G.: Calcium als Curare-Antidot. Klin. Wschr. 1951, 784.
Margolis, H. M., and P. S. Caplan: The use curare in muscle spasm in rheumatic disorder.
Ann. Int. med. 31, 615 (1949).
Marsh, D. F.: Pharmacology of Calabash Curare. Ann. New York Acad. Sci. 54, 307 (1951).
— and D. A. Herring: Synthetic curare compounds. V. N.-Methyl-cepharantine iodide.
J. Pharmacol. a. Exper. Ther. 98, 22 (1950).
— — and C. K. Steeth: The curariform activity of N-methyloxyacanthine. J. Pharmacol.
a. Exper. Ther. 95, 100 (1949).
— and M. P. Pelletier: Curariform activity of quarternary ammonium iodides derived from
cinchona alkaloids. J. Pharmacol. a. Exper. Ther. 92, 127 (1948).
— C. K. Steeth and E. B. Tucker: The curariform activity of d-n-methylchondrodendrine
and d-O-methyl-N-methylchondrodendrine. J. Pharmacol. a. Exper. Ther. 93, 109 (1948).
Martin and Buisson: Die Wirkung von in den Hirnstamm injiziertem Curare. J. Physiol.
l'hom. et animaux 3, 323 (1860).
Maurath, J.: Curare, ein bedeutender Fortschritt in der Narkose. Dtsch. med. Wschr. 22,
735 (1950).
Mautner and Luisiada: The action of curare on parasympathic reflexes. J. Pharmacol.
a. Exper. Ther. 72, 386 (1941).
Mayo, C. W., R. G. Bickford and A. Faulconer: Electroencephalographically controlled
anesthesia in abdominal surgery. J. Amer. Med. Assoc. 144, 1081 (1950).
Mayrhofer, O.: Erfahrungen mit den synthetischen Muskelrelaxans Succinylcholinchlorid.
Vortrag Sondersitzung Moderne Anästhesie d. Dtsch. Chir. Kongr. München 1952.
Anaesthesist 1, 15 (1952).
— u. M. Hassfurther: Kurz wirkende Muskelerschlaffungsmittel. Wien. klin. Wschr. 63,
885 (1951).
Mead: Anesthesia in Dental surgery. St. Louis: Mosby 1951.
Medvey, V. C.: Mental and physical effects of pain. Edinburgh: Livingstone 1949.
Mitchell: Curare in Tetanus. Lancet 1935, 262.
Moser, H.: Die Praxis der modernen Narkose. Wien: W. Maudrich 1951.
— Die Verwendung von Curare bei d. Narkose. Wien. klin. Wschr. 1949, Nr. 35.
Münter, J.: Z. n. Boehm.
Mushin, W. W., R. Wien, D. F. J. Mason u. G. T. Langston: Curareähnliche Wirkungen
des 1, 2, 3, Tri-(β-diaethyl-amino-aethoxybenzol-trijodaethylat). Lancet 4, 726 (1949).
Nachmansohn: Die Anticholinesterasewirkung des Strychnins. C. r. Soc. Biol. 128, 24, 516
(1933).
Newhouse, M., J. D. Rochford and G. R. Royston: Myanesin in treatment of tetanus.
Brit. Med. J. 2, 4686, 982, 984 (1950).
Nims, L. L., and C. Marshall: Blood pH in vivo, changes due to respiration. Yale J. Biol.
a. Med. (Am.) 10, 445 (1938).
Norcross, B. M. et al.: d-tubocurarin in oil-wax suspension in rheumatoid spondylitis. J.
Amer. Med. Assoc. 140, 397 (1949).
North, W. C., and R. K. Richards: Studies on the fate of curare in the rabbit. Exper. Med.
a. Surg. VIII, 336 (1950).
Oostende, van den, A.: Sur la pharmacologie de différentes substances curarisantes. Arch.
Internat. Pharmacodynam. 75, 419 (1948).
Organe, G.: Die Anwendung von muskelerschlaffenden Substanzen bei der Anaesthesie.
Langenbecks Arch. u. Dtsch. Z. Chir. 267, 270 (1951).
— W. Paton and L. Zaimis: The pharmacology of dekamethonium. Lancet 1, 21 (1949).
Ostlere, G.: Use of curare in poor-risk patients. Brit. Med. J. 4500, 448 (1947).
Ostow, M., and F. Garcia: The Effect of curare on cortical responses evoked by afferent
stimulation. J. Neurophysiol. 12, 225 (1949).
Oswald: Chemische Konstitution und physiologische Wirkung. Berlin 1924.
Oxy: Curare in tetanus. Amer. J. Med. Sci. 215, 448 (1948).
Pagano, G.: A proposito dell'azione del curaro applicato direttamente sui centri nervosi.
Arch. ital. Biol. 43, 139 (1905) und Riv. Path. Nerv. 17, 513 (1912).

PAL, J.: Der Antagonismus zwischen Curare und Eserin. Zbl. Physiol. 1900, 18 und 255.

PALMER, H. D., and F. J. BRACELAND: Six years experience with narcosis therapy in psychiatry. Amer. J. Psychol. 94, 37 (1937).

PARADIS, B.: Syncurine, a new synthetic curarising agent. Laval médial 15, Nr. 6 (1949).

PATON, W. D. M.: The pharmacology of decamethonium. Ann. New York Acad. Sci. 54, 347 (1951).

— and E. ZAIMIS: The action of d-tubocurarine and decamethonium on the respiration and other muscles in the cat. J. Physiol. (Brit.) 112, 311 (1951).

— — The pharmacology of decamethonium. Brit. J. Pharmacol. 4, 381 (1949).

— — Actions and clinical assessment of drugs which produce neuromuscular block. Lancet 2, 568 (1950).

PAULSON, J. A., and J. S. LUNDY: Anesthesia. Ann. Rev. Med. 1, 303 (1950).

— — Narcosis with pentothal sodium alone compared to narcosis with pentothal sodium combined with curare or myanesin. Anesthesiology 10, 387 (1949).

PELIKAN, E. W., K. R. UNNA, D. W. MACFARLANE, R. J. CAZORT, M. S. SADOVE and J. T. NELSON: Evaluation of curarizing drugs in man. II. Analysis of response curves and effects of repeated administration of d-tubocurarine, dimethyl-d-tubocurarine and decamethylene-bis (Trimethylammonium bromide). J. Pharmacol. Exper. Ther. 99, 215 (1950).

PENDER, J.: Factors influencing the dosage of curare for the surgical patient. Proc. Staff. Meet. Mayo Clin. 22, 1 (1947).

PENZHOLDT, F.: Die Curarebehandlung der Wutkrankheit. Berl. klin. Wschr. 19, 33 (1882).

PERLSTEIN, M., u. A. WEINGLAS: Fatal effects of prolonged curarisation. Amer. J. Dis. Child. 67, 350 (1944).

PICK, E., and K. UNNA: The effect of curare and curare-like substances on the central nervous system. J. Pharmacol. a. Exper. Ther. 83, 59 (1945).

— and RICHARDS: Synergism of anesthetics and hypnotics with curare. J. Pharmacol. a. Exper. Ther. 90, 1 (1947).

— and FEITELBERG: Z. n. PICK und UNNA.

PIETTE, Y.: Prévention des accidents cardiovasculaires d l'electrochoc. Acta physiother. rheumatol. (belg.) 5, 290 (1950).

PITTINGER, C. B., L. E. MORRIS and S. C. CULLEN: d-tubocurarine chloride concentrations in human plasma after intravenous injection during anesthesia. J. Labor. a. Clin. Med. 38, 397 (1951).

PLATON: Phaidon. München: Heimeran-Verlag 1949, 199.

PLEWES: Two cases of tetanus treated with myanesin. Anaesthesia (brit.) 6, 15 (1951).

POULSSON, E.: Strychnin. Arch. exper. Path. u. Pharmakol. 26, 22 (1890). — Handb. Pharmakol. v. Heffter 2, 1, 322. Berlin: Springer 1920.

PRESCOTT, ORGANE and ROWBOTHAM: The clinical use of d-tubocurarine chloride. Lancet 251, 80 (1946).

PRESLAND, R., and H. PALMER: Comparative value of curarizing agentes with special reference to convulsion therapy. New Zealand Med. J. 49, 271 (1950).

PREYER: Die Isolierung kristallisierten Curarins. Berlin. klin. Wschr. 2, 405 (1865); 4, 463 (1867). — C. r. Soc. Biol. Med. 60 (1865).

PUSITZ, M. E. et al.: Biological studies on curare. J. Kansas Med. Soc. 31, 374 (1940).

RANDALL, L. O.: Synthetic curare-like agents and their antagonists. Ann. New York Acad. Sci. 54, 460 (1951).

— E. HAGAN and DE MARTINI: Anticurare action of phenolic quarternary ammonium salts (Tensilon). J. Pharmacol. a. Exper. Ther. 100, 83 (1950).

RAVINA, A.: Curare et Poliomyelitis. Presse méd. 56, 218 (1948).

RIBEIRO, O.: Persönliche Mitteilung.

RICHET, R.: Die lähmende Wirkung hoher Strychnindosen. C. r. Acad. Sci. (Paris) 91, 131 (1880).

— Die Wirkung des amerikanischen Pfeilgiftes und die künstliche Respiration bei der Strychninvergiftung. Z. rat. Med. 18, 76 (1863).

RIGGS, B. C., and G. M. SCHLOMER: Idiosyncrasy to curare. Dis. Nerv.System 8, 382 (1947).

RIJLAND, P.: De l'action du curare sur la forme de l'oscillogramme cathodique des muscles striés des vertébrés. C. r. Soc. Biol. (Paris) 113, 1553 (1933).

RIKER, W. F., and W. C. WESCOE: The Pharmacology of Flaxedil with Observations on certain analogs. Ann. New York Acad. Sci. 54, 373 (1951).

ROBBINS, B. H.: Curare (d-Tubocurarin-Chlorid): Theoretische Betrachtung und praktische Anwendung bei der Narkose. Erg. Chir. 1950, 153.

— Narkose für intrathorakale und transthorakale Chirurgie. Langenbecks Arch. u. Dtsch. Z. Chir. 265, 267 (1950).

ROSENBLUETH, A. et al.: Study of some decurarizing substances. Amer. J. Physiol. 115, 53 (1936).

ROTHBERGER, J. G.: Die Steigerung der Anticurarewirkung des Physostigmins durch Sympathicomimetica. Pflügers Arch. 87, 117 (1901).

RUSKIN, A. et al.: The EEG and EKG of curarised humans. Dis. Nerv.System 4, 335 (1943).

SADOVE, M. S., D. W. MACFARLANE and E. W. PELIKAN: Depression of respiration by decamethonium bromide. J. internat. Coll. Surg. 13, 745 (1950).

— J. T. NELSON and K. R. UNNA: Comparative Evaluation of curare-like drugs. Curr. Res. Anesth. a. Analg. 30, 221 (1951).

SALAMA, S., and S. WRIGHT: The action of d-tubocurarine chlorid on the central nervous system of the cat. Brit. J. Pharmacol. 5, 49 (1950).

— — The action of calabash curare and related curariform substances on the central nervous system of the cat. Brit. J. Pharmacol. 6, 459 (1951).

SANKEY, B. B.: Curare in Geriatric Anesthesia. Amer. J. Surg. 75, 817 (1948).

SALAN, J., and D. M. CARNICKAEL: Hazards of curare. J. Amer. Med. Assoc. 138, 205 (1948).

SANDISON, R. A.: Curare in convulsive therapy. Brit. Med. J. 1, 579 (1947).

SALEM, G., u. I. REMES: Lysthenon in der Unfallchirurgie. Wien. klin. Wschr. 64, 88 (1952).

SANTESSON: Die krampferzeugende Wirkung von Curare bei direkter Aufbringung auf das ZNS. Arch. ges. Physiol. 40, 266 (1920).

SAUERWEIN, W.: Über Curare und seine Anwendung in der Narkose. Zbl. Chir. 75, 1110 (1950).

— Über die Narkose mit Pentothal, Lachgas, Sauerstoff und curarisierenden Substanzen. Saarl. Ärztebl. 1951, 1.

SCHAAL, W.: Curare und curareähnliche Stoffe, ihre Wirkung und ihre praktische Bedeutung. Ärztl. Forsch. 5, 85 (1951).

SCHAEFER, H.: Untersuchungen über den Muskeltonus. Arch. ges. Physiol. 237, 329 (1936).

— Die Theorie der neuromuskulären Übertragung des Muskeltonus. Vortr. Sondersitzg. Anaesthesie d. Dtsch. Chir. Kongr. 1952. Anaesthesist 1, 1 (1952).

— Elektrophysiologie. Heidelberg: Springer 1950.

— Die pathologische Physiologie des nervösen Herzens. Vortr. v. d. Naturhist. Med. Verein zu Heidelberg 1950.

— SCHÖLMERICH u. HAAS: Über einen lokalen Erregungsstrom an der motorischen Endplatte. Pflügers Arch. 241, 310 (1938).

SCHIFF: Unters. Physiol. des Nervensystems 1855, 194.

SCHILD et GREGORY: The Liberation of histamine by curare. Internat. physiol. Congr. Oxford, Abstr. of comm. 288 (1947).

SCHLESINGER, E. B.: Advances in the use of curare. Bull. New York Acad. Med. 22, 520 (1946).

— Curare. A Review. Amer. J. Med. 1, 518 (1946).

— Muscle spasm on acute low back pain and similiar syndrome. Amer. J. Med. 1, 621 (1946).

SCHMIEDER: Die Komplikationen der Elektrokrampfbehandlung. Z. u. STUCKE.

SCHNEIDER, H. H., u. G. STÖTTER: Messung der Erregbarkeitsverhältnisse am motorischen und sensiblen Nerven bei verschiedener Curarin-Dosierung. Arch. exper. Path. u. Pharmakol. 211, 153 (1950).

SCHOMBURGK, RICHARD: Reisen in Britisch-Guinea, 1, 456. Leipzig: J.J. Weber 1848.

SCHOMBURGK, ROBERT: Reisen in Südamerika. Pharmaceut. J. 6, 500 (1857).

SCHWEITZER and WRIGHT: The action of acetylcholin and Prostigmin on the Knee jerk. J. of Physiol. 89, 165 u. 284 (1937).

SEILER, S., u. R. FISCHER: Klinische Erfahrungen mit Flaxedil, einem synthetischen curarisierenden Mittel. Schweiz. med. Wschr. 1952, 187.

SEREJSKI u. FELDMANN: Die Anwendung der Dauernarkose in der Psychiatrie. Z. Neur. 157, 246 (1937).

SHEPHERD, P. D., and D. C. WATT: Curare-modified electric convulsion therapy. Brit. Med. I. 1949, 1, 752.

SHERRINGTON: Reflex stepping by reflexexcitation with inhibition. J. of Physiol. 47, 196 (1913).

SIEBECK, R. und R. FREY: Anaesthesist 2 (1953).

SILFERSKIÖLD: Die Anwendung von Curare zur Komplikationsverhütung beim Elektroschock. Nord. Med. (Schwed.) 43, 254 (1950).

SILVERBERG, J. S., and F. P. ANSBRO: Evaluation of the use of curare in endoskopy. N. Y. J. Med. 44, 2468 (1944).

SMITH, S. M., et al.: Cerebral effects of curare. Anesthesiology 8, 1 (1947).

— Curare in infants. Anesthesiology 8, 178 (1947).

SOKRATES: Siehe PLATON.

SOLLMANN T.: Manual of pharmacology. 7th ed. Philadelphia u. London Saunders 1948.

SPENCER, J. G.: Curare modified electro convulsion therapy. Brit. Med. J. 1949, 869.

SPENCER, C. H., and C. S. COAKLEY: Clinical impressions of decamethonium bromide (C_{10}) in anesthesia. Med. Ann. Distr. Columbia 19, 132 (1950).

Sprockhoff, H.: Die Blut-Hirnschranke. Dtsch. Z. Nervenheilk. 137, 277 (1935).

Stefan, L.: Die technische Lösung des Applikationsproblems kurzwirkender Muskelrelaxantien bei langdauernden Operationen. Wien. med. Wschr. 102, 94 (1952).

Steiner, J.: Das amerikanische Pfeilgift Curare. Leipzig. 1877.

Stern, L., and E. Rothlin: Results of direct application of curare on different parts of cerebellum. Schweiz. Arch. Neur. 3, 234 (1918).

Stewart, B.: Curare for prevention of complications in convulsive shock therapy. Dis. Nerv. System 4, 236 (1943).

Stöhr: Die Struktur der Nervenendplatte bei Säugetieren und Lurchen. Z. n. Blume.

Stoelting, V. K., J. P. Graf and Z. Vieira: Preliminary study of dimethyl ether of d-tubocurarine jodid. Quart. Bull. Indiana Univ. Med. Center 10, 17 (1948).

— — The Use of Metubine Iodide in Anesthesiology. Curr. Res. Anesth. a. Analg. 29, 282 (1950).

Stucke, K.: Chirurgische Komplikationen bei der Elektrokrampfbehandlung. Bruns Beitr. 181, 1 (1950).

Swanson, E. E., F. G. Henderson and K. K. Chen: Dimethylether of d-tubocurarine iodide. J. Labor. a. Clin. Med. 34, 516 (1949).

Takai, T.: Über die sogenannten Tonusfasern. Nagasaki Igakkwai Zasshi. 16 (1938).

Taylor, D. B.: Some basic aspects of the pharmacology of synthetic curariform drugs. Pharmacol. Rev. 3, 412 (1951).

Thesleff, S., and O. v. Dardel: Experimental and clinical investigations on curarization with Celocurin (succinyl-chline-iodide). Vortr. auf d. 26. Jahres-Kongr. der Anaesthesisten in London 1951. Acta physiol. Scand. (Stockh.) 1952.

Thomas and Franke: The Action of nicotin on respiratory mechanism. J. Pharmacol. a. Exper. Ther. 34, 111 (1928).

Thornton, J.: Die Rolle des Kaliums bei der neuromuskulären Übertragung nervöser Impulse. J. of Physiol. 93, 40 (1938).

Tillie, J.: Die Pharmakologie des Curare. Arch. exper. Path. u. Pharmakol. 27, 1 (1890).

Ulett, G. A., M. R. Comts, A. H. Chapman and E. H. Parsons: Dimethylether of d-tubocurarine chloride in electro convulsion therapy. Amer. J. Psychol. 1952, im Druck.

Unna, K. R., et al.: Evaluation of curarizing drugs in man. IV. Tri (diethylaminoethoxy-1, 2, 3 benzene (Flaxedil). J. Pharmacol. a. Exper. Ther. 100, 201 (1950); 98, 318 (1950).

— I. Potency, Duartion of action, and effects on vital capacity of d-tubocurarine, mimethyl-d-tubocurarine, and decamethylene-bis (Trimethylammonium bromide). J. Pharmacol. a. Exper. Ther. 98, 318 (1950).

— Evaluation of curarizing agents in man. J. Amer. Med. Assoc. 144, 448 (1950).

— and E. W. Pelikan: Evaluation of curarizing drugs in man. VI. Critic of experiments on Unnanesthesized subjects. Ann. New York Acad. Sci. 54, 480 (1951).

Vetten, K. G.: Muscular relaxants. Anaesthesia (brit.) 5, 175 (1950).

Virchow u. Münter: Z. n. Richard Schomburgk.

Vivell, O., u. R. Gädeke: Die Viren der Coxsackie-Gruppe. Erg. Hyg. 24, 512 (1952).

Volhard, F.: Probleme der künstlichen Beatmung am curarisierten Tier. Künstliche Atmung durch Ventilation der Trachea und eine einfache Vorrichtung zur rhythmischen künstlichen Atmung. Münch. med. Wschr. 1908, 209.

Volpitto, P., and C. Benton: Evipal-Curare for intubation. Anesthesiology 11, 164 (1950).

Vulpian, A.: Leçons sur l'action physiologique des substances toxiques et médicamenteuses. Paris 1881, p. 242.

Walker, M. B.: Treatment of Myasthenia gravis with physostigmin. Lancet 1, 1200 (1934).

Wall, R. L.: The use of curare in urological surgery. Ur. Rev. (Am.) 51, 151 (1947).

Waterton, Ch.: Wanderungen in Südamerika. 1. Reise 1812.

Watrous: Controlled respiration in anesthesia. Anesthesiology 11, 557 (1950).

Wedensky: Erregung, Hemmung und Narkose. Pflügers Arch. 100, 1 (1903).

Weed, M. F., et al.: d-tubocurarine in wax for control of muscle spasm in Tetanus. J. Amer. Med. Assoc. 138, 1087 (1948); 139, 45 (1949).

Weigand: Die Behandlung der Darmatonie mit Prostigmin. Münch. med. Wschr. 1931, 1348.

Weise, H., u. A. Schröder: Über die Permeabilität der Blut-Liquorschranke für PAS. Dtsch. med. Wschr. 76, 1462 (1951).

Welch, W. H.: The influence of anesthesia on medical science. Boston Med. J. 135, 401 (1896).

Wescoe, W. C., and W. F. Riker jr.: The pharmacology of anti-curare-agents. Ann. New York Acad. Sci. 54, 438 (1951).

West, R.: Curare in tetanus. Lancet 1, 12 (1936).

— The action of curarine on respiration. Bronchospasm as danger for patient in curarisation. Lancet 1938, 1, 432.

— The pharmacology of curare. Proc. Roy. Soc. Med. 28, 565 (1935); 25, 1107 (1932).

WEST, R.: The action of curarin on the respiratory mechanism. J. of Physiol. 91, 437 (1938). W Synergism of anesthetics with curare. Arch. internat. Pharmacodynam. 78, 521 (1949).
—HITACRE, R., Curare in sectio caesarea. Current Res. Anesth. a. Analg. 27, 164 (1948).
— and A. FISHER: Clinical observations on the use of curare on anesthesia. Anesthesiology 6, 124 (1945).
WIELAND, KONZ u. SONDERHOFF: Die Chemie der Alkaloide des Kalebassen-Curare und der Strychnos'toxifera. Annalen Chemie 527, 160 (1937).
— — — Über die Alkaloide von Kalebassen-Curare. Annalen Chemie 586, 68 (1938); 547, 140 (1941).
— PISTOR, BAHR u. WITKOP: Über die Alkaloide von Kalebassen-Curare. Annalen Chemie 547, 156 (1941).
WIGGIN, SCHULTZ and SAUNDERS: Experiences with curare in anesthesia. New England J. Med. 236, 526 (1947).
WILSON: Anesthesia for Caesarean section. Anesthesia 5, 221 (1950).
WILSON, A., and H. B. STONER: The treatment of myasthenia gravis. Quart. J. Med. 13, 1 (1944).
WINTERSTEINER and DUTCHER: Curare alcaloids in chondrodendron tomentosum. J. Amer. Chem. Soc. 68, 419 (1946). — Science 97, 467 (1943). — Canad. J. Res. 24, 419 (1946).
WIRTH, L.: Papaverin in status epilepticus. Dis. Nerv.System 1947, 387.
WITKOP: Über die Alkaloide von Kalebassen-Curare. Chemie 56, 265 (1943). — Pharmazeut. Industr. 11, 403 (1944).
WOLFF, H. G., and H. GOODELL: Die Beeinflussung der Schmerzreizschwelle durch psychische Faktoren. Proc. Assoc. Res. Nerv. a. Ment. Dis. 23, 434 (1943).
WOOLEY, L. F.: Immediate circulatory and respiratory effects of convulsive Shock. J. Nerv. Dis. 100, 1 (1944).
WOOLEY, JURVIS and INGALLS: Curare in convulsive therapy. J. Nerv. Dis. 96, 680 (1942).
WUNDT: Über den Einfluß des Curaregiftes auf Nerven und Muskeln. Verh. des naturhist.-med. Vereins zu Heidelberg 2, 12 (6. 1. 1860).
ZELENSKI: Zur Frage der Muskelirritabilität. Virchows Arch. 24, 362 (1862).
ZIMMERMANN, H.: Death following curare administration. J. Amer. Med. Assoc. 146, 864 (1951).
ZÜRN, L.: Über ein neues Mittel zur Muskelentspannung während der Narkose (Curarython). Münch. med. Wschr. 1951, 93.
— Verbesserung der Intubation mit Celocurin. Chirurg 23, 171 (1952).

Einleitung.

Die *muskelerschlaffenden Mittel* werden seit Jahrtausenden als tödliche Gifte und seit Jahrhunderten zur Linderung von Krämpfen der quergestreiften Muskulatur verwendet. In den letzten 10 Jahren haben sie als Adjuvantien bei der Narkose in allen Kulturländern weite Verbreitung gefunden. Die Heranbildung erfahrener Narkoseärzte ist durch sie eine Not-wendigkeit geworden, da es sich um gefährliche Mittel handelt, von denen wenige mg in unerfahrenen Händen zum Tode führen können. Die *natürlich* vorkommenden Relaxantien werden neuerdings durch eine wachsende Zahl *synthetischer* muskelerschlaffender Mittel ergänzt, teilweise auch ersetzt.

Trotz der millionenfachen Anwendung dieser Mittel ist über ihren eigentlichen *Wirkungs-mechanismus* und ihre zahlreichen *Nebenwirkungen* nur verhältnismäßig wenig bekannt und noch weniger exakt wissenschaftlich gesichert. Dies gilt sowohl für ihre periphere, lähmende Wirkung auf die Skeletmuskulatur, als auch in besonderem Maße für die Wirkungen auf die Ganglien, den Kreislauf, den Grundumsatz, das vegetative und das zentrale Nervensystem.

Die sorgfältigen Monographien, z. B. von TILLIE (1895), BOEHM (1921), WEST (1931), MACINTYRE (1947), KERN (1948) und ROBBINS (1950) haben das Wissen unserer Zeit zusam-mengefaßt, mußten indes eine ganze Reihe von Fragen unbeantwortet lassen. Die Natur der „lissiven" Wirkung; die Art der Wirkungen auf das zentrale Nervensystem (paradoxe Krampf-auslösung); die Gemeinsamkeiten und Verschiedenheiten der einzelnen muskelerschlaffenden Mittel, von denen jedes die anderen auszustechen versucht, sind Gegenstand heftiger Kontro-versen. Die in die Tausende gehende Flut der neuen Veröffentlichungen kommt zu oft sich diametral widersprechenden Auffassungen.

Durch eigene Überlegungen, Experimente am Tier und im Selbstversuch, sowie an Hand ausgedehnter klinischer Beobachtungen hauptsächlich an der Heidelberger Klinik, aber auch an einer Reihe verschiedenster europäischer und amerikanischer Kliniken, soll im folgenden versucht werden, zu einer Theorie der Wirkung der muskelerschlaffenden Mittel zu gelangen, in die sich die heute herrschenden widersprechenden Auffassungen einordnen lassen, und die in der Lage ist, die zahlreichen widersprechenden Wirkungen der muskelerschlaffenden Mittel zu erklären. Die Arbeit soll demnach die genannten Monographien weder ersetzen, noch wiederholen, sondern ergänzen. Sie soll zum besseren Verständnis der Wirkungen der muskelerschlaffenden Mittel beitragen. Sie soll dem Anästhesisten ermöglichen, mit größter Sicherheit das Optimum der Wirkungen dieser Mittel zu erzielen. Und sie soll zu einer weiteren Verbreitung der Anwendung dieser Mittel auch in neuen Gebieten der Medizin beitragen, um einer wachsenden Zahl von Kranken ihre wunderbar entspannende Wirkung zugute kommen zu lassen.

I. Die muskelerschlaffenden Mittel.

Die Zeiten der Therapie mit undefinierbaren Mitteln und Extrakten sind vorüber. Die einst wertvolle Einteilung des Curare nach Art seiner Verpackung ist fast so überholt, wie es eine Einteilung der Sulfonamide in „Röhrchen"-, „Schachtel"- und „Tüten-Sulfonamide" wäre. Eine moderne klinische Arbeit über muskelerschlaffende Mittel darf nur chemisch identifizierte und *nach Gewicht* (nicht nach willkürlichen „Einheiten") *dosierbare Stoffe* benutzen. Nur dann gewinnt sie den festen Boden unter die Füße, der eine Reproduktion ihrer Ergebnisse erlaubt.

Die eine Muskelerschlaffung herbeiführenden Stoffe lassen sich nach ihrem chemischen Bau in drei große Gruppen einteilen:

     1. Anorganische Verbindungen
     2. Organische Verbindungen
     3. Eiweißkörper.

A. Anorganische Verbindungen.

Es handelt sich um einfache Salze, die als Substratkonkurrenten störend in das Kaliumgleichgewicht eingreifen. *Magnesiumsulfat* hat lange Zeit als Ersatz des Curare eine Rolle gespielt. Bei der Narkose hat es sich in Verbindung mit Evipan als praktisch brauchbar erwiesen (HACKETHAL 1949, ENGBAECK 1950). Die *Calciumsalze* dienen zur Linderung tetanischer Krampfzustände, die auf einem abnorm niedrigen Gehalt des Plasmas an freien Calciumjonen (und damit einem Überschuß an Kaliumjonen) beruhen, vor allem der parathyreopriven Tetanie. Wegen des durch sie bedingten Eingriffes in die Isojonie der Körperflüssigkeiten sind beide Mittel heute zurückgetreten gegenüber Curare (bei der Narkose) und AT 10 (bei der Tetanie).

B. Organische Verbindungen.

Die als Substratkonkurrenten des Acetylcholins muskelerschlaffend wirkenden organischen Verbindungen müssen mit diesem natürlich wesentliche Eigenschaften gemeinsam haben: Es sind ebenfalls organische Körper mit charakteristischen quartären Ammoniumgruppen (OSWALD 1924). Statt einer solchen Gruppe (Acetylcholin) weisen die muskelerschlaffenden Mittel der Curare- und Dekamethoniumgruppe indes mindestens zwei derartige Ammoniumgruppen im Abstand von ca. 14 Å auf (BARLOW u. ING 1948, LOEWE u. HARVEY 1950, BOVET 1951). Charakteristische Vertreter der im folgenden geschilderten Gruppen sind in Abb. 1—5 einander gegenüber gestellt. Je besser methyliert die Substanzen sind, desto ausgeprägter scheint ihre muskelerschlaffende Wirkung zu sein. Selbst Stoffe ohne ausgesprochen lähmende Wirkungen (Strychnin) können durch Methylierung in Relaxantien verwandelt werden. Die schwach lähmende Wirkung des Chinins (therapeutisch ausgenutzt bei Myotonie und Wadenkrämpfen) wird durch Methylierung verstärkt.

     1. Curaregruppe (Pachycurare, repolarisierende Relaxantien). Die Mittel der Curaregruppe unterbrechen die neuromuskuläre Synapse dadurch, daß sie die

Einwirkung des Acetylcholins auf den Muskel verhindern. Antidote sind Prostigmin und Tensilon.

a) *Pflanzliche Alkaloide. Rohcurare* — sei es in Tuben, Calebassen oder Töpfen verpackt — ist nach den Untersuchungen GILLS ein Extrakt wechselnder Zusammensetzung aus bis zu 80 verschiedenen Pflanzen, meist Menispermaceen und Logagniaceen, die im tropischen Süd- und Mittelamerika und auf den vorgelagerten Inseln gedeihen. Die erste Kunde von seiner wunderbaren muskelerschlaffenden Wirkung drang bereits 2 Jahrzehnte nach der Entdeckung Amerikas nach Europa (ANGHERA 1516). Es enthält eine je nach Zubereitung wechselnde Menge verschiedener muskelerschlaffender Wirkstoffe, deren chemische Reindarstellung und pharmakologische Testung erst am Beginn ihrer Entwicklung steht. Die Summenformel des Curarins wurde von BOEHM bereits 1921 gefunden, die Strukturformel von KING 1937, gleichzeitig mit der Reindarstellung des Alkaloids des Calebassencurare, des Toxiferins, durch H. WIELAND 1937.

Obwohl bereits seit 100 Jahren klinisch verwendet, ist Curare erst seit wenigen Jahren offizinell (im Ergänzungsband zum DAB 6, 1941, werden als größte Einzelgabe 20 mg, als größte Tagesgabe 60 mg angegeben). Die ersten aus *gereinigten Curare-Extrakten* fabrikmäßig hergestellten Präparate (frühere Anwendungen benutzten Rohcurare) waren:

1. Curaril Byk. In Konstanz seit 1904 hergestellt, aus hochwertigem, sorgfältig gereinigtem Rohcurare. Es handelte sich um eine haltbare Injektionslösung 0,5:100,0. Das Präparat wurde unter der Warenzeichen-Nr. 201112 beim Deutschen Patentamt angemeldet am 8. 10. 1914, eingetragen am 5. 1. 1915.

2. Curare Merck. In Darmstadt hergestellt seit etwa derselben Zeit, nach Mäuseeinheiten biologisch standardisiert[1].

3. Intocostrin Squibb. In den Vereinigten Staaten seit 1940 hergestellt, nach headdrop-Einheiten biologisch standardisiert.

Alle diese Präparate sind heute überholt. Die jetzt klinisch angewendeten Mittel bestehen aus reinem, nach mg dosierbaren *d-Tubocurarinchlorid* (oder dessen methylierter Form, dem *Dimethyl-d-Tubocurarinchlorid*, dreimal wirksamer als

Tabelle 1. *Physikalische und chemische Eigenschaften des chemisch reinen d-Tubocurarinchlorids.*

Beschreibung	weißes, geruchloses mikro-kristallines Pulver
Chloroformausziehbarer Rückstand	nicht über 0,3%
Chloride	10—10,2% des Anhydrits
Schmelzpunkt des Anhydrits .	273—276°C
Residuum bei Verbrennung . .	weniger als 0,1%
Gewichtsverlust durch Trocknen	nicht über 11,5%
Spezifische Rotation des Anhydrits	+214—+216°

d-TCCl.). Dieses ist das Reinalkaloid des Chondrodendron tomentosum (die Bezeichnung Chondodendron ist ebenfalls begründet, da sie einen Schreibfehler des Entdeckers der Pflanze wiederholt). Tabelle 1 gibt Aufschluß über die chemischen und physikalischen Eigenschaften des Mittels, Tabelle 2 über die wirksame letale

---

[1] In der Preisliste aus dem Jahre 1887 finden sich bereits 2 Curarepräparate: „Curare, auf Wirksamkeit geprüft, und Curarin sulfuricum, frei von Curin; subcutan gegen Tetanus, Hydrophobie etc. ½ Pravazspritze einer 1%igen Lösung pro dosi."

Konzentration. Sein Nachweis ist möglich mit Hilfe seiner optischen Eigenschaften, sowie mit dem Beckmann-Spektrophotometer (Bestimmung des Reineckates in alkoholischer Lösung bei 525 mμ) und direkter Bestimmung der Auslöschung bei 280,5 mμ (KLEIN u. GORDON 1949, PITTINGER u. CULLEN 1951).

Dimethyl-d-Tubocurarin. Im Chondrodendron tomentosum kommt außer d-Tubocurarinchlorid der wirksamere Dimethyl-Äther-d-Tubocurarinchlorid vor. Die Methylierung, die auch künstlich herbeigeführt werden kann, verstärkt die muskelerschlaffende Wirkung auf das 3—8fache (SWANSON 1949). Die meisten Untersucher behaupten, daß die Atmung durch das Mittel weniger beeinträchtigt wird und die therapeutische Breite größer sei (STOELTING 1949, UNNA 1950). LUNDY u. CULLEN fanden den Unterschied 1951 nicht statistisch signifikant. Die Chlor- und Jodsalze wirken etwa gleich stark.

Die zahlreichen weiteren aus Rohcurare isolierten Alkaloide haben bisher keine klinische Bedeutung erlangt.

Bebeerin. Aus der Wurzel der Pareira, einer Chondrodendronart, wurde das Bebeerin-Sulfat auskristallisiert. Es ist isomer mit Codein und soll neben seiner muskelerschlaffenden Wirkung wie dieses narkotische Eigenschaften aufweisen. Seine muskelerschlaffende Wirkung wurde zur Stillung von Krämpfen der quergestreiften Muskulatur verwendet. Es ist heute durch das Curarin überflügelt.

Erythrina-Alkaloide. Aus dem Korallenbaum, einer in Mexiko, im tropischen Amerika und Asien vorkommenden Leguminose, wurden zwei muskelerschlaffende Alkaloide gewonnen: *Erythroidin* und *Coralloidin.* Ihre periphere Wirkung gleicht der des Curare und wird durch Prostigmin ebenfalls aufgehoben. Die klinische Anwendung ist erschwert durch die starke Vagusreizung, die zum Herzblock führen kann, und eine nicotinartige Nebenwirkung. β-Erythroidin wurde klinisch versucht zur Linderung des Elektroschocks. Es wurden 400 mg in 3%iger Lösung i.v. verabreicht. Die Muskelerschlaffung erreichte ihren Höhepunkt 1 min nach Beendigung der Injektion und hielt 15 min an. Bei oraler Zufuhr hatte es eher eine hypnotische als eine curareartige Wirkung (SOLLMANN, CHASE).

Chinin. Durch Methylierung oder Aethylierung des Chinins ist es möglich, muskelerschlaffende Mittel zu gewinnen: das *Chinin-Methylchorid* und das *Chinin-Aethylchlorid.* Diese sind oral und parenteral wirksam und haben einen günstigen Index. Sie konnten sich indes in der Klinik nicht durchsetzen wegen ihrer angeblichen deutlichen zentralen Nebenwirkungen: Desorientiertheit, geistige Verwirrung, Erbrechen, Krämpfe der Baucheingeweide. Beide Mittel sind an sich hoch toxisch. Ihre therapeutische Breite soll jedoch größer sein als bei der Curaregruppe, mit der sie die kurze und starke Wirkung gemeinsam haben. Sie hemmen die Übertragung der Nervenimpulse auf den Skeletmuskel und die Reizantwort auf Acetylcholin wie Curare.

Strychnin. Das durch Methylierung des Strychnins (aus Strychnos nux vomica) gewonnene *Strychnin-Methyljodid* wirkt auf den excidierten Froschsartorius stärker lähmend als Curare. In vivo wirkt es schwächer, da es schneller zerstört wird (COWAN u. ING 1934). Klinisch ist es noch nicht genügend erprobt.

b) *Synthetische Alkaloide.* Rohcurare muß vom Ausland eingeführt werden. Außerdem ist die Reindarstellung der klinisch verwendeten muskelerschlaffenden Mittel aus Pflanzenextrakten ein mühsamer Vorgang. Die Synthese geeigneter Mittel ist deshalb von verschiedensten Seiten versucht worden (Zusammenfassung MARSH 1949 und CRAIG 1949, BOVET 1951). Praktische Erfolge waren diesen Versuchen nur selten beschieden. Die wichtigsten *klinisch erprobten Mittel* sind in Tabelle 2 zusammengefaßt. Die Zahl der klinisch nicht erprobten Mittel geht in die Hunderte. Sie können in dieser für klinische Zwecke bestimmten Arbeit nicht im einzelnen untersucht werden.

Flaxedil (= Tridiaethylaminoäthoxy-benzentriaethyljodid) wurde von BOVET und Mitarbeitern 1948 synthetisiert. Seinem Wirkungsmechanismus nach gehört es zur Curaregruppe. Es ist ein weißes Pulver, leicht löslich in Wasser, löslich in Alkohol, Aceton, Äther, Benzol und Chloroform. Es ist mischbar mit Barbituraten.

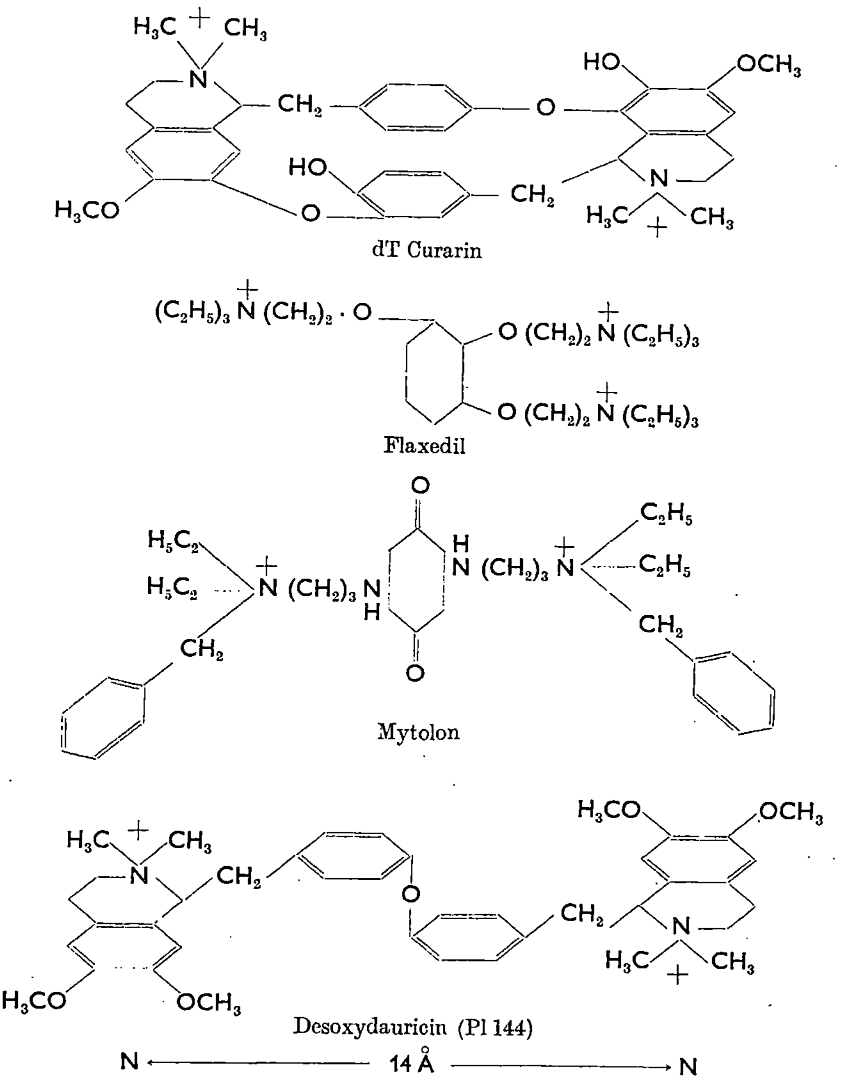

dT Curarin

Flaxedil

Mytolon

Desoxydauricin (Pl 144)

Abb. 1. Strukturformeln der Mittel der Curaregruppe.

Paravenöse Injektion schadet nicht. Wegen seiner schwächeren Wirkung muß es etwa 7mal höher dosiert werden als Curare. Seine Histamin-Nebenwirkungen sind schwächer, seine Wirkungszeit ist kürzer als bei Curare. Auf Grund dieser Eigenschaften hat Flaxedil vielerorts das Curare verdrängt, besonders bei kürzeren Eingriffen (BINDA 1949, DOUGHTHY 1950). Selbst in Brasilien wird es teilweise an Stelle von Curare verwendet (RIBEIRO). Eine Überempfindlichkeit gegenüber Flaxedil gibt es jedoch genau so, wie gegenüber anderen muskelerschlaffenden Mitteln: FAIRLEY beobachtete 1950 nach 140 mg Flaxedil bei einer Sectio eine

13stündige periphere Atemdepression, die durch Sauerstoffbeatmung folgenlos überwunden werden konnte.

Mytolon. In den Laboratorien der Winthrop-Stearns Inc. Boston synthetisierten 1950 CAVALLITO und Mitarbeiter ein neues muskelerschlaffendes Mittel: 2,5-bis-(3-diäthyl-aminopropylamino) benzochinon-bis (benzylchlorid). Dieses als „Mytolonchlorid" im Handel befindliche Präparat ist ein rotes kristallinisches Pulver, das gut wasserlöslich ist. Die handelsübliche Lösung enthält 3 mg/kg. Es ist oral, subcutan und i.v. wirksam, etwa in derselben Dosis und Toxicität, wie

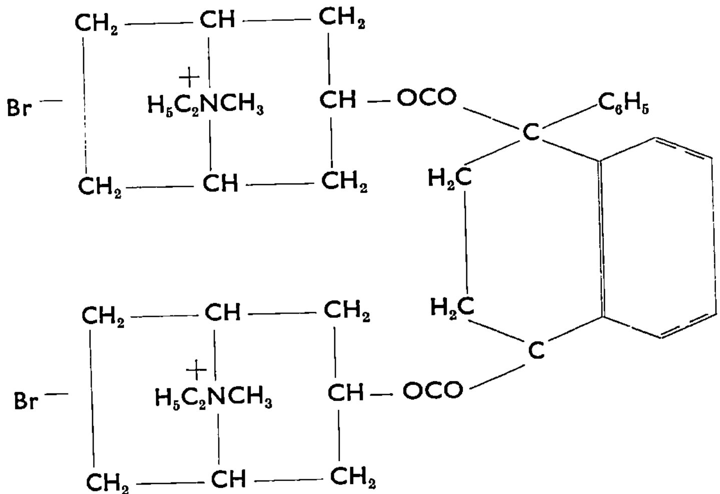

Abb. 1a. Strukturformel des von HOTOVY eingeführten Belladonninbromaethylats, eines ultrakurzwirkenden Mittels der Curaregruppe.

Curare. Puls oder Blutdruck werden durch die lähmende Dosis nicht beeinflußt. Das Mittel ist ohne direkte Herzwirkung: das 1500fache der curarisierenden Dosis wurde von Hunden unter künstlicher Beatmung vertragen. Die Vasopressorenreflexe werden nicht aufgehoben (keine Wirkung auf das Vegetativum bei kleinen Dosen). ARRAWOOD berichtete 1951 über günstige Erfahrungen bei 250 Kranken. Das Mittel erwies sich als mindestens ebenso geeignet für die Muskelerschlaffung bei der Narkose, wie andere Curarepräparate.

Desoxy-Dauricin (Pl 144) wurde bei Knoll (Ludwigshafen) von PLINIGER synthetisiert. Es ähnelt im chemischen Bau und der Wirkung den Curarealkaloiden. Die Dosis muß diesen gegenüber verdoppelt werden. Die Nebenerscheinungen (Speichel- und Tränenfluß, Hitzewallung) waren im Selbstversuch (R. FREY) nicht geringer, als bei d-Tubocurarin. Im klinischen Versuch (ZÜRN) erwies sich das Mittel als ebenso brauchbar wie Curare.

Belladonnin-Bromaethylat wurde 1952 von HOTOVY (Merck-Darmstadt) eingeführt. Es ist das ultrakurzwirkende Mittel der Curaregruppe, wie Succinylcholin bei der Dekamethoniumgruppe: Es wirkt nur $1/3$ der Zeit von äquivalenten Curaredosen, ist also besonders leicht steuerbar. Es hat eine deutliche lissive Wirkung (Aufhebung der Enthirnungsstarre durch $1/15$ der paralysierenden Dosis). Es soll keine Blutdruck- oder Histaminnebenwirkungen aufweisen und auch das Atemzentrum nicht deprimieren. Die Kopfhängedosis ist nur halb so groß, wie die des Curare (Selbstversuch R. FREY). Die klinischen Beobachtungen bestätigen bisher diese günstigen tierexperimentellen Befunde (JUST 1953).

2. **Dekamethoniumgruppe** (Leptocurare, depolarisierende Relaxantien). Die Wirkung des d-Tubocurarinchlorid auf die Synapsen wird zurückgeführt auf den

optimalen Abstand seiner beiden quartären Ammoniumgruppen. Durch die Zwischenschaltung von C-Atomen war es möglich, synthetische Körper mit dem gleichen Abstand zweier Ammoniumgruppen zu gewinnen: das Dekamethonium (BARLOW u. ING 1948) und das Succinylcholin (BRÜCKE u. GINZEL 1951). Diese Mittel unterscheiden sich in ihrem Wirkungsmechanismus von der Curaregruppe: Während Curare nicht in der Lage ist, den Muskel zu depolarisieren und dadurch wirkt, daß es Acetylcholin verhindert, dies zu tun (Curare-Schranke), liegt die Dekamethoniumwirkung weiter peripher. Es *depolarisiert* spezifisch die Muskelmembran gegenüber der motorischen Endplatte, so daß sie gegenüber ankommenden Reizen refraktär wird, also auch durch Acetylcholin oder Prostigmin nicht mehr beeinflußbar ist. Die Mittel der Dekamethoniumgruppe wirken wie Acetylcholin. Sie lösen durch *Depolarisierung* des der Endplatte gegenüberliegenden Muskelabschnittes eine Kontraktion aus (initiale Muskelzukkung). Da sie nicht rasch durch die Acetylcholinesterase abgebaut werden, bleibt die Muskelfaser einige Minuten depolarisiert und damit unerregbar.

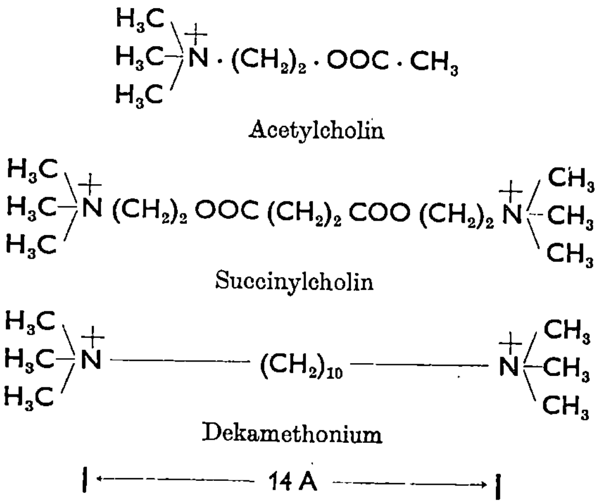

Abb. 2. Strukturformeln des Acetylcholins und der Mittel der Dekamethoniumgruppe.

Dekamethonium wurde 1949 von PATON u. ZAIMIS in die Therapie eingeführt. Es handelt sich um einen chemisch einfach gebauten Körper: die beiden wirksamen quartären Ammoniumgruppen sind durch 10 C-Atome im gehörigen Abstand von 14 Å gehalten. Dekamethonium ist das einfachste organische muskelerschlaffende Mittel. Wegen seiner billigen Herstellung hat es in den Jahren 1949 bis 1951 besonders in England eine bedeutende klinische Rolle gespielt.

Succinylcholin besteht chemisch aus zwei aneinander gelagerten Acetylcholin-Molekülen (s. Abb. 2). Es wurde aus einer Reihe von Bis-Cholinestern von Dicarbonsäuren von BOVET und Mitarbeitern und GINZEL und Mitarbeitern 1951 entwickelt. Durch seine kurzdauernde Wirkung (es wird rasch zu Bernsteinsäure und Cholin abgebaut) bietet es entscheidende Vorteile gegenüber anderen Muskelrelaxantien, insbesondere für kurzdauernde Eingriffe. Es gewinnt besonders in Österreich (MAYRHOFER) und Schweden zur Zeit eine rasch wachsende Zahl von Anhängern (THESLEFF). Das schwedische *Celocurin* stellt das Jodid, das in Lösung haltbare, österreichische *Lysthenon* das Chlorid des Succinylcholins dar.

3. Die Myanesingruppe. (Am Rückenmark angreifende Relaxantien.) Dihydroxy-methylphenoxy-propan wurde 1938 von WEESE als Muskelrelaxans erkannt, jedoch wieder aufgegeben wegen seiner toxischen Eigenschaften (bei i.v. Injektion Hämolyse und Venenthrombose). BERGER u. BRADLEY führten das Mittel 1947 unter dem Namen „Myanesin" in England in die Therapie ein. Es ist heute im Handel als Mephenesin, Tolserol, Relaxan, Glycresin, Curaril M 1 (Byk-Gulden) und Curarythan (GODA).

Myanesin greift nicht an der Nervmuskelverbindung an, sondern hemmt die nervöse Transmission in den Rückenmark- und Stammhirnsynapsen. Da es die

Spontanatmung nur geringfügig deprimiert, schien es zunächst das ideale Mittel zu sein. Leider wirkt es bei rascher i.v. Injektion hämolytisch. Durch Verdünnung mit Zuckerlösung (Curarythan GODA) und langsame Injektion kann diese Gefahr umgangen werden. Das Mittel wirkt auch per os, wobei es bei längerem Verweilen im Mund eine Schleimhaut-Lokalanesthesie herbeiführen kann (Gefahr der Schluckpneumonie!).

Auf der Suche nach weniger giftigen Verbindungen kam GINZEL 1949 zum *Guajacol-Glycerinäther*, einem bereits seit Jahrzehnten als Expectorans bewährten Körper. Dieser unterscheidet sich vom Myanesin nur durch eine Methylgruppe. Er wirkt 4mal weniger hämolytisch und ist besser wasserlöslich, also für klinische Zwecke eher geeignet, sofern nicht die Atemmuskeln selbst ausgeschaltet werden sollen. Es werden keine Lösungsvermittler benötigt. Auch Gefäßwandschäden sind seltener.

Coniin, einer der Wirkstoffe des Schierlings (Conium maculatum), war das erste auch synthetisch herstellbare *Alkaloid*, eine Wirkstoffgruppe, die für die Arzneimitteltherapie von überragender Bedeutung geworden ist. Weitere Schierling-Alkaloide sind: γ-Coniciin (angeblich 18mal stärker wirksam als Coniin) und N-Methyl-Coniin. Die Alkaloide des Schierlings wurden bereits vor 100 Jahren aus dem Arzneischatz verdrängt durch die Curarepräparate.

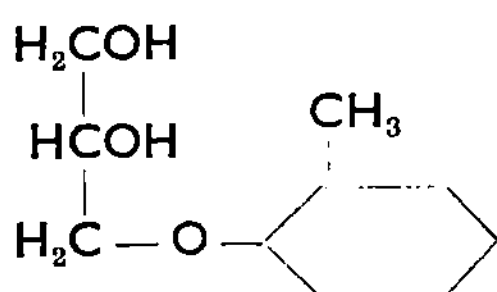

α, β dioxy γ (2 methylphenoxy) propan
(Myanesin, Curarythan)

Guajakol-Glycerinaether
(Myocain, My 301)

Abb. 3. Strukturformeln der Mittel der Myanesingruppe.

4. Synthetische ganglienblockierende Mittel. Die synthetischen ganglienblockierenden Mittel sollen an dieser Stelle erwähnt werden, weil ihr chemischer Bau und ihr Wirkungsmechanismus dem der muskelerschlaffenden Mittel ähnelt. Von diesen unterscheiden sie sich nur dadurch, daß der erste Angriffspunkt ihrer Synapsegift-Wirkung statt an der Nervmuskelverbindung in den vegetativen Ganglien liegt. Ihre Strukturformeln gehen aus Abb. 4 hervor. Ihre klinische Bedeutung ist in raschem Wachsen begriffen: Sie werden verwendet zur kontrollierten Hypotension bei hohem Blutdruck und besonders während der Narkose zu operativen Zwecken (Lit. s. bei R. FREY 1953), zur Senkung des Augen-Binnendruckes beim Glaukom, zur Minderung der Magensekretion, zur Erhöhung der peripheren Durchblutung (chemische Sympathicusblockade), zur Linderung von Blasentenesmen und Eingeweidespasmen[1]. In England werden Penta- und Hexamethonium (ENDERBY 1950), in Frankreich Hexamethonium (KERN 1951) und Pendiomid (SEQUIER 1951) bevorzugt (BEIN u. MEIER 1950), in USA das nur 5 min wirkende Arfonad. Das neuste Anwendungsgebiet ist der „künstliche Winterschlaf" (LABORIT und HUGUENARD 1951); die Ganglienblockierung verhindert die Gegenregulation gegen die Kälte, so daß die Körpertemperatur (und damit der Grundumsatz und der Sauerstoffverbrauch) der gefährdeten Kranken auf 34° gesenkt werden kann.

5. Kampfstoffe. Als Giftgase zukünftiger Kriege sind die an den nervösen Synapsen angreifenden Isopropylfluorphosphate zu fürchten. Sie führen durch Störung der Acetylcholinesterase zu einer nicotinähnlichen Vergiftung, die mit schlaffer Lähmung endet. Als wenig wirksames Antidot kommt Atropin in Frage. Wichtiger ist die Sauerstoffbeatmung (EDISON).

C. Neurotrope Toxine.

Botulismus-Toxin. Die Erscheinungen der Botulismusvergiftung durch das Gift des anaeroben Bakteriums Clostridium botolinum beruhen auf einer Reizung, dann Depression der rezeptiven Mechanismen der parasympathischen glatten Muskeln und der willkürlichen quergestreiften Muskeln. Die Parese setzt nach einer Latenzperiode von 12 Std ein und hält

---

[1] Neuerdings auch zur Coupierung sonst letaler vegetativer Reflexe bei Lungenembolie (SCHNEIDER).

viele Tage lang an. Die Skeletmuskeln ermüden immer rascher. Bei schwerer Vergiftung kommt
es zum Tod an Asphyxie. Durch rechtzeitig einsetzende künstliche Beatmung kann der Tod
tagelang hinausgezögert werden. Die Erholung der Muskelerregbarkeit ist indes so langsam,
daß eine Erhaltung des Lebens nur bei nicht allzu schwerer Erkrankung gelingt. Kongorot-
Injektionen sollen als Antidot von Nutzen sein (Sollmann). Das Botulismus-Toxin ist ein
Protein von hohem Molekulargewicht. Es kristallisiert in Nadeln aus. Durch 10 min langes
Kochen wird es inaktiviert.

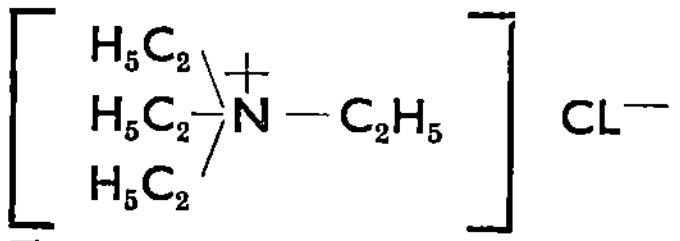

$$\left[\begin{array}{c} H_5C_2 \\ H_5C_2 \end{array}\!\!>\!\!\overset{+}{N}\!-\!C_2H_5\ \ (H_5C_2)\right] \ CL^-$$

Tetraaethylammoniumchlorid

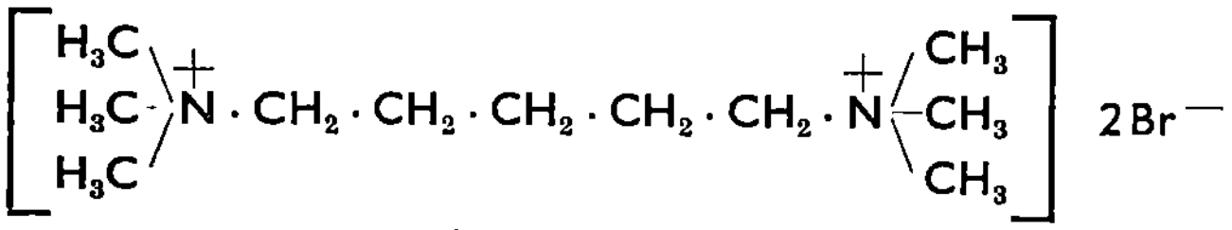

$$\left[\begin{array}{c} H_3C \\ H_3C \\ H_3C \end{array}\!\!>\!\!\overset{+}{N}\cdot CH_2\cdot CH_2\cdot CH_2\cdot CH_2\cdot CH_2\cdot \overset{+}{N}\!\!<\!\!\begin{array}{c} CH_3 \\ CH_3 \\ CH_3 \end{array}\right]\ 2\,Br^-$$

Pentamethonium

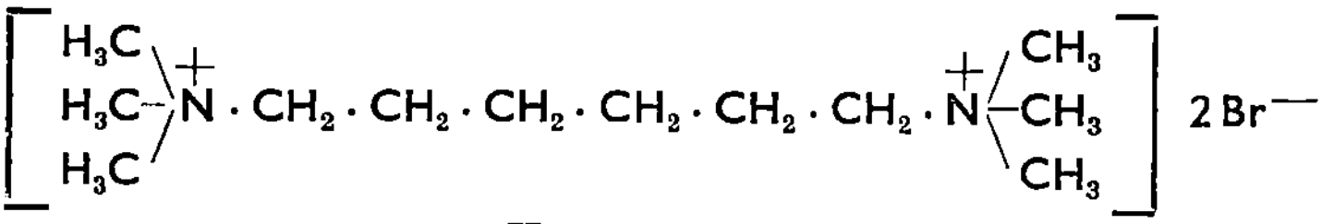

$$\left[\begin{array}{c} H_3C \\ H_3C \\ H_3C \end{array}\!\!>\!\!\overset{+}{N}\cdot CH_2\cdot CH_2\cdot CH_2\cdot CH_2\cdot CH_2\cdot CH_2\cdot \overset{+}{N}\!\!<\!\!\begin{array}{c} CH_3 \\ CH_3 \\ CH_3 \end{array}\right]\ 2\,Br^-$$

Hexamethonium

$$\left[\begin{array}{c} H_5C_2 \\ H_3C \\ H_3C \end{array}\!\!>\!\!\overset{+}{N}\cdot CH_2\cdot CH_2\cdot \underset{CH_3}{N}\cdot CH_2\cdot CH_2\cdot \overset{+}{N}\!\!<\!\!\begin{array}{c} C_2H_5 \\ CH_3 \\ CH_3 \end{array}\right]\ 2\,Br^-$$

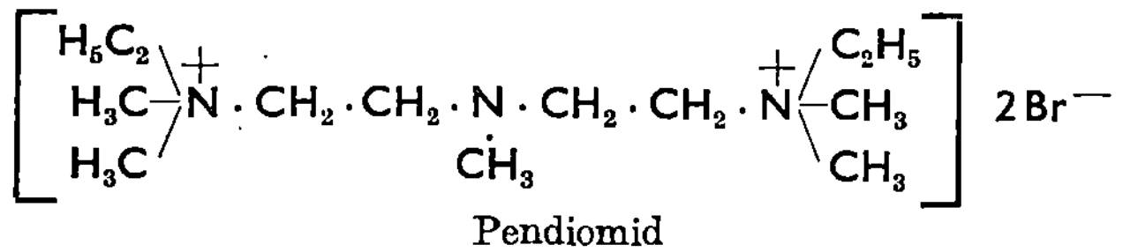

Pendiomid

Abb. 4. Strukturformeln ganglienblockierender Mittel.

Das *Toxin* des *Poliomyelitis-Virus* greift zunächst an den motorischen Endplatten (Vivell
u. Gädeke 1952) und an den Rückenmarks-Synapsen der tetanischen motorischen Leitungsbahnen (Günther und Krüger 1951) an. Es führt in leichten Fällen nach einem vorübergehenden Reizzustand zu einer reversiblen, primär myogenen Lähmung (R. Gädeke, persönliche Mitteilung). In mittelschweren und schweren Fällen wird die neuromuskuläre Synapse
überschritten. Es kommt zu einer irreversiblen Zerstörung dieser Synapsen und der Vorderhornzellen des Rückenmarks (Vivell u. Gädeke 1952). Durch entsprechende künstliche
Beatmung mit einer eisernen Lunge oder einem Thorax-Dom-Atmer können die Kranken bis
zur Rückkehr der Spontanatmung am Leben erhalten werden. Selbst bei irreversibler Lähmung
ist noch eine jahrelange Lebenserhaltung möglich, wie an der Mayo-Klinik gezeigt wurde.

II. Antidote der Muskelrelaxantien.

Die Synergismen und Antagonismen der muskelerschlaffenden Mittel und die
einzelnen Antidote der verschiedenen Gruppen sind in Tabelle 2 zusammengefaßt.

Um die nervösen Impulse von den Zentren wieder bis zur Muskulatur gelangen
zu lassen, gibt es 4 Möglichkeiten, die im Notfall am besten kombiniert werden:

1. Die Steigerung der *Impulsintensität* durch zentralerregende Mittel. Mittels
Injektion von Cardiazol war es im Tierversuch möglich, sonst tödliche Curaredosen überleben zu lassen.

2. Die Steigerung der *Überleitungsfähigkeit* der Nervmuskelverbindung. Dies
ist bei den Mitteln der Curaregruppe möglich durch Verhinderung des Abbaues
des Acetylcholins mittels Blockierung der Acetylcholinesterase. Pal entdeckte

1900 den echten und reziproken Antagonismus zwischen Curare und den Stoffen der Eserin-Gruppe (Physostigmin, Prostigmin). Dieser besteht jedoch nur im Bereich der peripheren Curarewirkung und nur bei geringen Dosen beider Mittel. Große Curaredosen können durch Prostigmin nicht mehr ausgeschaltet werden; und große Prostigmindosen (über 15 mg) schwächen nicht mehr, sondern verstärken die lähmende Wirkung des Curare und besonders die zentrale Depression. Überhaupt wird die zentrale Wirkung weder durch Prostigmin, noch durch

Tabelle 2. *Die Antidote der Muskelrelaxantien.*

Mittel	Antidot
1. *Curaregruppe.*	
Curarin	Tensilon (10 min)
Dimethylcurarin.	Pyridostigmin (20 min)
Flaxedil	Prostigmin (20 min)
	Myasthenol (20 h)
	(Penta-
Belladonninaethylbromid	(Hexa- Methonium)
	(Deka-
Mytolon	Calcium
Desoxydauricin	(Cardiazol)
Retensin	(Lobelin)
2. *Dekamethoniumgruppe.*	
Dekamethonium.	(Pentamethonium)
Succinylcholin	(Curarin)
3. *Myanesingruppe.*	
Myanesin	Strychnin
Curarythan	(Cardiazol)
Guajacolglycerinäther	(Coramin)
	(Lobelin)
4. *Magnesium.*	Calcium
Beste Therapie jeder Überdosierung:	Sauerstoffbeatmung.

Congorot beeinflußt (McCawley), da hier eine irreversible, unlösliche, molekulare Verbindung zu den Nervenzellen vorliegt (Cavalli 1950). Prostigmin (Aeschlimann 1931) ist, genau wie das aus ihm weiterentwickelte Tensilon, eine quartäre Ammoniumbase. Die Wirkung des Tensilons verhält sich zu der des Prostigmins, wie die des Adrenalins zu der des Sympatols: es wirkt rascher und kräftiger, dafür aber kürzer (nur etwa 15 statt 30 min). Der Wirkungsmechanismus des Tensilons ist noch nicht geklärt. Es wirkt nicht, wie das Prostigmin, als Acetylcholinesterasegift. Der Antagonismus des Prostigmins schlägt in großen Dosen (wesentlich über 5 mg) in einen Synergismus über. Es wird dann selbst ein muskelerschlaffendes Mittel und führt, wie die Stoffe der Dekamethoniumgruppe, zu einer Dauerdepolarisierung der Muskelfaser. 0,2—1 mg/kg setzen sogar die EEG-Aktivität herab (kann durch Atropin nicht verhindert werden). Bei direkter Aufbringung auf das ZNS führt Prostigmin zu einer vorübergehenden Depression (Pick und Unna 1945).

Die Prostigminanwendung führt grundsätzlich auch zu einer Vagusreizung mit Verlangsamung der Herzaktion, Bronchokonstriktion und Peristaltiksteigerung. Diese Eigenschaft muß bei seiner Anwendung berücksichtigt und erforderlichenfalls durch gleichzeitige Injektion von Atropin (0.5 mg) ausgeglichen werden. Prostigmin als Curare-Antidot ist heute durch *Pyridostigmin* und *Tensilon* überholt, die nahezu frei von Nebenwirkungen sind.

Pyridostigmin und Tensilon wirken nur bei den Mitteln der Curaregruppe, nicht bei der Dekamethonium- und Myanesingruppe. Auch durch *Kongorot* soll eine Sensibilisierung der neuro-muskulären Verbindung gegenüber Acetylcholin erreicht werden. Kongorot wurde besonders als Antidot der Lähmung durch das Botulismus-Toxin empfohlen.

3. Die *Verdrängung der muskelerschlaffenden Mittel* aus ihrer Stellung an den Synapsen durch ähnlich gebaute, die Überleitung jedoch nicht blockierende Mittel: Die Dekamethoniumwirkung kann durch Injektion von Tetra- uud Pentamethonium abgeschwächt werden (KENSLER 1950). Diese Antidotwirkung ist indes nur schwach und durch Blockierung der vegetativen Ganglien erkauft. Sie kann deshalb für klinische Zwecke nicht empfohlen werden.

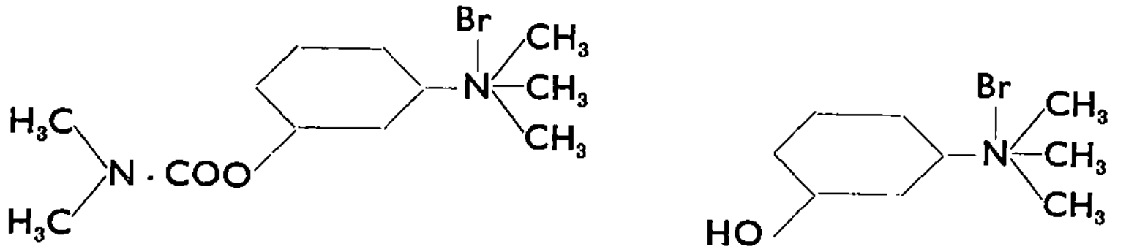

Abb. 5. Strukturformeln der Antidote der muskelerschlaffenden Mittel.

4. Die *Zerstörung* der muskelerschlaffenden Mittel selbst ist die natürlichste und sicherste Ausschaltung ihrer Wirkung. Der Curarespiegel im Plasma ist bereits 6 min nach Beendigung der Injektion einer klinischen Dosis auf die Hälfte des Höchstwertes abgesunken (PITTINGER u. CULLEN 1951). Da sämtliche anderen Mittel ebenfalls so rasch oder rascher als d-Tubocurarinchlorid abgebaut werden (eine Beschleunigung des Abbaues ist bis heute nicht möglich), stellt die Überbrückung des Zustandes der peripheren Lähmung durch künstliche Apparatbeatmung mit reinem Sauerstoff (ein Zusatz von 1% Kohlensäure wird von H. SCHAEFER empfohlen) die sicherste Methode der Überwindung einer Überdosierung muskelerschlaffender Mittel dar. Dem Körper wird hierdurch Zeit gegeben, die muskelerschlaffenden Mittel abzubauen. *Diese Methode* ihrer Eliminierung ist für klinische Zwecke die *Methode der Wahl*. Alle anderen Antidote dienen nur zu ihrer Unterstützung; sie können und dürfen sie indes, vor allem bei voller Atemlähmung, nicht ersetzen (HARROUN 1948). Die künstliche Beatmung nach der Methode von SCHAEFER oder SYLVESTER führt nicht zu einem genügenden Gasaustausch, da der Tonus und damit die Elastizität des Zwerchfells und der Zwischenrippenmuskeln und Bauchmuskeln fehlt. Es kommt hierdurch nicht zu einer genügenden Inspiration mittels der Elastizität des Thorax.

Diese Kenntnis ist nicht neu! Die indianischen Medizinmänner im brasilianischen Urwald wissen seit Urzeiten, daß es nur *eine* Rettungsmöglichkeit für den vom Giftpfeil Getroffenen gibt: „Wind, in die Lungen geführt mit einem Paar Blasebälgen, kann den Vergifteten wieder zum Leben zurückführen, vorausgesetzt, daß diese Maßnahme eine genügend lange Zeit fortgesetzt wird" (WATERTON 1812).

Neues Licht auf die Frage der Gegenmittel muskelerschlaffender Mittel werfen die synthetischen Präparate 3-Hydroxyphenyldimethylammoniumbromid (ROCHE 2—3198) und 3-Hydroxylphenyltrimethylammoniumbromid (ROCHE 2—2561), die jetzt unter dem Namen *Tensilon* erhältlich sind (RANDALL, HAGAN u. DE MARTINI 1950, MACFARLANE, PELIKAN u. UNNA 1950). Sie wurden aus einer Serie von 27 ähnlichen Verbindungen ausgewählt, da sie die stärkste Anticurare-Wirkung mit der geringsten Toxizität (die di-Verbindung ist besonders ungiftig) verbinden. Sie beeinflussen den Kreislauf und den Darm weniger als Prostigmin. Merkwürdigerweise ist ihre Anticholinesterase-Aktivität gering: ihre Hauptwirkung beruht demnach nicht auf der Ausschaltung dieses Fermentes. Tensilon beseitigt die Wirkung nicht allzu großer Curaredosen schneller, kräftiger und kürzer als Prostigmin. Wie Pilocarpin eine kräftige Muskarinwirkung aufweist ohne Anticholinesterase-Effekt, existieren also auch Curare-Antidote ohne Acetylcholinesteraselähmung. Ihr Wirkungsmechanismus bedarf noch der Klärung. Besonders günstig für Tensilon ist, daß es nicht den Muskarineffekt des Prostigmins teilt.

Eine weitere Ergänzung der Curareantidote stellt das *Tetra-isopropyl-pyrophosphat* dar (SK 52, Myasthenol der Chemischen Werke Rheinpreußen). Im Gegensatz zu dem schnell und kurz wirkenden Tensilon tritt sein Effekt langsam ein und hält dafür 1—2 Tage lang an. 10 mg täglich per os genügen zur wirksamen Behandlung einer leichten Myasthenie (KOELZER u. GIESSEN 1951). Überempfindlichkeitserscheinungen (Muskelzittern) lassen sich durch Atropin beseitigen.

III. Die Wirkungen der muskelerschlaffenden Mittel.

A. Periphere Wirkungen.

Magnesiumsulfat erhöht die Reizschwelle gegenüber verschiedensten Reizen bei Kalt- und Warmblütern. Auch beim Menschen ist es in der Lage, Muskelerschlaffung, ja sogar Bewußtlosigkeit herbeizuführen, wenn es in genügend großen Dosen verabreicht wird. 15 mg-% Magnesiumsulfat im Blut verhüten die Reaktion gegenüber einer Hautincision. 23 mg-% führen zu chirurgischer Anästhesie und einer so weitgehenden Erschlaffung, daß Laparotomien möglich sind. Bei 33 mg-% kommt es zur Atemlähmung. Die Injektionsgeschwindigkeit ist von größtem Einfluß auf den Plasmaspiegel: Beim Kaninchen führen 2,5 g Magnesiumsulfat bei rascher Injektion (20 sec) zum Atemstillstand, 5 g bei langsamer Injektion (12 min) nur zu geringer Einwirkung auf die Atmung; die Ausscheidung und Verteilung hat Zeit, eine allzu starke Erhöhung des Plasmaspiegels zu verhüten. Bei zusätzlicher Narkose hat Magnesiumsulfat eine additive Wirkung. Bei der Atemlähmung ist die Reizschwelle der peripheren Muskulatur um das 2—8fache gegenüber der Norm heraufgesetzt. Magnesiumsulfat wirkt auf die nervösen Endplatten und die Synapsen. Der Nerv selbst wird erst in zehnmal größerer Dosis in Mitleidenschaft gezogen (ENGBAECK 1950). Die in erster Linie periphere Wirkung der Magnesiumsalze geht daraus hervor, daß die Stellreflexe vor dem Cornealreflex verschwinden.

Tabelle 3. *Vergleich der wirksamen Konzentration verschiedener muskelerschlaffender Mittel* (nach ENGBAECK).

Lähmung durch	Nervmuskelverbindung		
	1. Interphase		2. Interphase
Curarin	kleinste Dosen	kleine Dosen	extra hohe Dosen
Chininmethochlorid	0,3 — 5,3	8 — 10,7	15 — 27 m Mol
Mg S O$_4$	4,1 — 82	123 — 144	82 — 410 m Mol

Curaregruppe. Die augenscheinlichste und bei der „üblichen" Auffassung einzig in Betracht gezogene Wirkung der Alkaloide der Curaregruppe ist die Blockierung der Verbindung zwischen motorischer Nervenendigung und quergestreifter Muskelfaser. Zuerst (0,1 mg/kg d-Tubocurarinchlorid) kommt es jedoch nur zu einer allgemeinen Herabsetzung des Tonus (von BREMER u. TICARDA). Diese „lissive" Wirkung (WEST 1935) wird von LAPIQUE scharf abgetrennt von der „paralysierenden" Wirkung. Lebhaftigkeit und Stärke der Reflexe, Atmung und Fähigkeit zu willkürlichen Bewegungen sind noch völlig intakt (VULPIAN 1875, SCHNEIDER 1950). Höhere Dosen (0,2 mg/kg beim Menschen) führen zu einer Herabsetzung der groben Kraft der Willkürbewegungen. 0,3 mg/kg und mehr machen die Willkürbewegungen und die Reflexe unmöglich, während eine elektrische Nervenreizung (unphysiologisch hohe Reizstärken) immer noch zu einer Muskelkontraktion führt (Tabelle 4).

Die Reihenfolge des Ausfalls der Skeletmuskeln wird von verschiedenen Autoren nicht einheitlich geschildert und scheint individuellen Schwankungen zu unterliegen (siehe Selbstversuche). Wichtig ist, daß die Muskeln zur Bewegung

Tabelle 4. *Die Stadien der Curarelähmung.*

Stadium	Bezeichnung	Charakterisierung
I	BREMERsche Atonie	Herabsetzung des Muskeltonus („lissive" Wirkung) durch Ausfall der tonischen Muskelfasern.
II	Paralyse nach VULPIAN	Lähmung auch der tetanischen Muskelfasern gegenüber physiologischen, willkürlichen Innervationen. Abnorm starke und elektrische Reize dringen noch durch.
III	Paralyse nach CLAUDE BERNARD	Lähmung aller quergestreiften Muskelfasern auch gegenüber unphysiologischen (indirekten elektrischen) Reizen.

des Augapfels am empfindlichsten sind: Sehstörungen (Diplopie, Convergenzschwäche) können als erster Test für eine beginnende Curarewirkung dienen. Die frühe Erschlaffung der Schlundmuskeln kann bei niedrigen Dosen eine stärkere Behinderung der Atmung darstellen, als die erst spät einsetzende Lähmung der Interkostal- und Zwerchfellmuskulatur. Es trifft indes keinesfalls zu, daß das Zwerchfell als letzter Muskel ausfällt. Sowohl im Tierexperiment, als auch bei indirekter elektrischer Reizung peripherer Muskeln (SCHNEIDER 1950), als auch bei Selbstversuchen waren noch Zuckungen mit dem Levator palpebrae, sowie Finger- und Zehenbewegungen möglich, als die Spontanatmung bereits zum Erliegen gekommen war (SCOTT SMITH 1946). Als grobe Durchschnittswerte bei einem 70 kg schweren Patienten können folgenden auf einmal gegebene Curaredosen die nachstehenden Wirkungen zugeordnet werden, die 4 min nach Beendigung der Injektion ihren Höhepunkt überschreiten:

5 mg. Convergenzstörung, Verringerung des Muskeltonus, Willkürmotorik sonst nicht gestört.
10 mg. Unfähigkeit, den Kopf zu heben (head drop), Entspannung, jedoch noch keine Paralyse. Die grobe Kraft ist auf die Hälfte herabgesetzt.
15 mg. Beginnende periphere Atemdepression, weitgehende Entspannung der Muskulatur. Die grobe Kraft ist auf weniger als 10% herabgesetzt.
20 mg. Ausgeprägte Atemdepression, jedoch noch Fähigkeit zu Fingerbewegungen und Stirnrunzeln. Die Muskelentspannung genügt für operative Eingriffe.
30 mg. Vollständige periphere Lähmung. Der Cornealreflex erlischt als letzte Funktion, wenn bereits periphere motorische Nerven für den elektrischen Strom unerregbar sind (SCHNEIDER).

GÖPFERT, SCHAEFER und ECCLES haben 1937 in elektrophysiologischen Untersuchungen bewiesen, daß von zentral her kommende Nervenreize an der motorischen Nervenendplatte ein negatives Potential, den Endplattenstrom, auslösen, der durch Curare charakteristisch verändert wird (Literatur siehe bei H. SCHAEFER, Elektrophysiologie). Erreicht dieser Strom eine gewisse Reizschwelle (ca. 3

Millivolt), so springt der Reiz auf den Muskel über und löst die Kontraktion aus.
Bei der Übertragung dieses Reizes spielt das Acetylcholin eine katalysatorische
Rolle. Es entsteht, ausgelöst durch den Endplattenstrom, unter der Wirkung der
Cholinesterase, die binnen wenigen tausendstel Sekunde (ca. 2 σ) auch wieder
seinen Abbau in Essigsäure und das tausendmal weniger wirksame Cholin besorgt.
Tabelle 15 (S. 352) faßt die störenden Wirkungen des Curare auf beide Kompo-
nenten des Reizübertragungsmechanismus zusammen.

BRACCI u. LORENZINI haben 1949 und 1950 über Veränderungen des Blutchemismus durch
Curare berichtet (Erniedrigung des Albuminspiegels, Erhöhung der Amylasewirksamkeit und
des Blutzuckerspiegels). Es ist nicht sicher, ob es sich hier um spezifische Curarewirkungen,
oder um eine Folge der Narkose handelt.

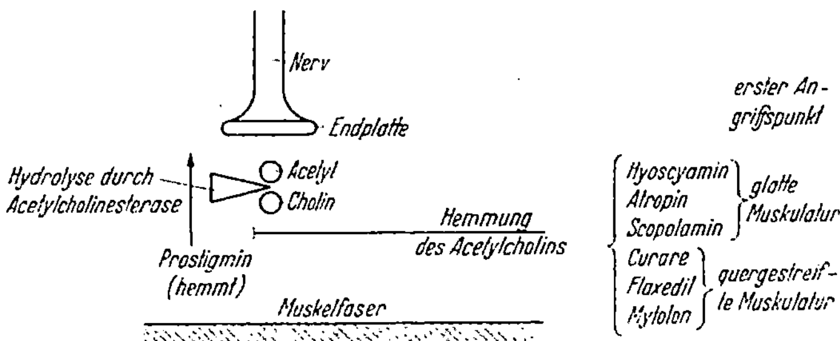

Abb. 6. Schematische Darstellung der Unterbrechung der Nervmuskelverbindung.

Mit an Sicherheit grenzender Wahrscheinlichkeit ist anzunehmen, daß die
natürlichen und die *synthetischen* muskelerschlaffenden Mittel der Curaregruppe
den gleichen Wirkungsmechanismus aufweisen (Abb. 6).

Ganz anders liegen die Verhältnisse bei den anderen Gruppen. Während die
Mittel der Curaregruppe nicht in der Lage sind, den Muskel zu depolarisieren, und
dadurch wirken, daß sie das Acetylcholin verhindern, dies zu tun (Curareschranke),
liegt die Wirkung der Mittel der *Dekamethoniumgruppe* weiter peripher: sie *depolarisieren* spezifisch die Muskelmembran gegenüber der motorischen Endplatte,
so daß sie gegenüber ankommenden Reizen refraktär wird, also auch durch Acetylcholin nicht zu beeinflussen ist. Diese Wirkung tritt binnen 1 min ein. Sie ist

Tabelle 5. *Vergleich der Wirkungen von Relaxantien auf die Greifkraft und Vitalkapazität
bei 4 nicht narkotisierten Vp. Es ist diejenige Dosis angeführt, die bei einem 70 kg schweren Mann
die Greifkraft um 95% herabsetzt* (UNNA und Mitarbeiter 1950).

	Zahl der Versuche	Dosis in mg, die bei einem 70 kg schweren Mann die Greifkraft um 95% herabsetzt	Dauer in min	Vitalkapazität % Abnahme
Tubocurarinchlorid . . .	28	9.45 ± 0.8	26.8 ± 7.1	31.3 ± 16.3
Dimethyl-Tubocurariniodid	17	3.98 ± 0.2	22.2 ± 2.4	16.0 ± 11.7
Dekamethoniumbromid .	30	2.24 ± 0.4	20.1 ± 1.3	61.0 ± 2.3
Flaxedil	19	48.53 ± 3.2	18.8 ± 2.8	19.9 ± 11.6

kürzer und stärker als die Wirkung der Mittel der Curaregruppe. Bei über 25%
der Kranken werden initiale Muskelzuckungen beobachtet. Diese sind besonders
deutlich bei rascher Injektion und im Bereich von Muskeln, die einer Anstrengung
ausgesetzt waren. Tabelle 5 zeigt die Wirkung aequivalenter Dosen der muskelerschlaffenden Mittel hinsichtlich der peripheren Wirkung auf die Greifkraft

(Unna und Mitarbeiter 1950). Nimmt man die Greifkraft als Kriterium der muskelerschlaffenden Wirkung, so ist die gleichzeitige Beeinträchtigung der Vitalkapazität am stärksten bei Dekamethonium, am geringsten bei Dimethyl-d-Tubocurarin.

Die um die pharmakologische Erforschung des Dekamethoniums verdienten Paton u. Zaimis wenden gegen die Tabelle ein, daß die Greifkraft keinen Anhaltspunkt gebe für den Grad der Bauchdeckenerschlaffung, des wichtigsten Kriteriums der klinischen Brauchbarkeit der Relaxantia.

Weitere Nachteile des Dekamethoniums sind die Tachyphylaxie (wiederholte Dosen sind immer weniger wirksam), und der Antagonismus zu den Mitteln der Curaregruppe: vorhergehende Curareanwendung macht nachfolgende Dekamethoniumanwendung unwirksam (Unna 1950).

Die Dekamethoniumwirkung und Acetylcholinwirkung sind sehr ähnlich: beide werden antagonisiert durch Curare. Die Depolarisierung der Muskelfaser ist beschränkt auf 3—4 mm im Bereich der Nervenendplatte. Gleichzeitig wird auch das Endplattenpotential vermindert. Die prinzipielle Ursache der Dekamethoniumwirkung ist also die Unerregbarkeit der Muskelmembran um den Punkt, an dem das Endplattenpotential ansetzt.

Zur direkten Reizung des Muskels sind erforderlich:

beim normalen Muskel	2 Volt
nach 0,7 mg/kg d-TCCl	2 Volt
nach 0,08 mg/kg Dekamethonium:	
im Zentrum der Endplatte	50 Volt
1 mm vom Zentrum der Endplatte	20 Volt
2 mm „ „ „ „	10 Volt
3 mm „ „ „ „	5 Volt
4 mm „ „ „ „	3 Volt.

Die Depolarisierung der Endplatte durch Dekamethonium und Succinylcholin führt zunächst zu einem kurzen Reiz (Zuckung wie bei Acetylcholin, der Unterschied diesem gegenüber besteht nur in der längeren Dauer der nachfolgenden Depolarisierung und Refraktärperiode). Der Antagonismus der Substanzen, die die Reizschwelle gegenüber Acetylcholin erhöhen (z. B. d-Tubocurarinchlorid und Äther) ist hieraus verständlich, ebenso das Versagen der Anticholinesterasen: diese verlängern nur die Wirkung des freien Acetylcholins, verstärken also die Depolarisierung und Unerregbarkeit durch die Mittel der Dekamethoniumgruppe.

Eine gleichwertige, zum Versagen der Nervmuskelübertragung führende verlängerte Depolarisierung des der Nervenendplatte gegenüberliegenden Muskelfaserbereiches wird nach Burns (1951) erzielt durch:

1. Acetylcholininjektion in Gegenwart von Eserin.
2. Tetanische Reizung in Gegenwart von Eserin.
3. Anwendung eines Kathodenstromes auf die Endplatte.
4. Überdosierung von Prostigmin.
5. Dekamethonium und Succinylcholin.

Die durch Dekamethonium hervorgerufene Atemdepression ist mild bei 2 mg, mittel bei 3 mg und schwer bei 4 mg. 5 mg führen beim Menschen zu einer Apnoe von 4—10 min.

Myanesingruppe. Die Mittel dieser Gruppe wirken nicht, wie die der bisher besprochenen Curare- und Dekamethoniumgruppe, in erster Linie auf die Nervmuskelverbindung ein. Sie setzen vielmehr die Reflexerregbarkeit im Rückenmark herab, indem sie die Aktivität der internuntialen Neuronen verhindern. Allein Myanesin wurde bisher (Hennemann 1949) über 10000mal in der Chirurgie angewendet zur Muskelerschlaffung bei operativen Eingriffen. Die therapeutische Breite zwischen Muskelerschlaffung und Atemdepression ist bei den Mitteln der Myanesingruppe größer, als bei den anderen Substanzen. Da sie jedoch zu lokalen Thrombosen an der Injektionsstelle und zu intravasaler Hämolyse Anlaß geben können, hat sich Myanesin bisher nicht allgemein durchzusetzen vermocht. Durch Verdünnung und Mischung mit Laevulose (Curarythan Goda) oder Methylierung

(Guajacolglycerinäther, My 301 Brunnengräber) können diese ungünstigen Nebenwirkungen heute vermieden werden (MAYRHOFER 1950, ZÜRN 1951, GYCHA 1952). Die erzielbare Muskelerschlaffung genügt indes nicht für Eingriffe am Zwerchfell und im Thorax oder zur Linderung der Krämpfe beim Elektroschock (MALL u. KLUGE 1950). Da bei oraler Zufuhr keine unerwünschten Nebenwirkungen auftreten, haben die Mittel bei den Indikationen für die Anwendung protrahiert wirkender muskelerschlaffender Mittel Verbreitung gefunden: Tetanus, Dys- und Hyperkinesien, Parkinsonismus, motorische Erregungszustände, Spasmen. Bis zu 6 g Myanesin täglich wurden verabreicht (MALL u. KLUGE 1950). Epileptische Krämpfe können allerdings nicht verhindert werden.

B. Wirkungen auf das Vegetativum.

Die Wirkung des *Coniins* auf die vegetativen Ganglien ist nikotinartig erregend, in höheren Dosen lähmend. CLAUDE BERNARD wies 1848 nach, daß volle *Curarisierung* auch die Vagusreflexe dämpft, weitere Überdosierung sie aufhebt. 100 Jahre später bestätigte BURSTEIN diese Befunde am Carotissinusreflex. Die cholinergischen Synapsen endokriner Organe, insbesondere des Nebennierenmarkes, werden durch Curare ebenfalls gedämpft, in höheren Dosen ausgeschaltet (EICHHOLTZ u. RÖSCH), ebenso Zugreflexe am Peritoneum und Lungenhilus. Alle diese Eigenschaften vermindern die extreme Belastung des Vegetativums und sind für ein schockfreies Operieren erwünscht. Die Wirkung der übrigen muskelerschlaffenden Mittel auf das vegetative Nervensystem ist noch wenig geklärt. GUYTON u. REEDER zeigten 1950 im Katzenexperiment, daß der Vagus durch die 1,5fache, der Sympathicus durch die 5fache peripher paralysierende Dosis ausgeschaltet wird. Die Wirkung auf das Vegetativum dauert nicht länger an, als die lähmende Wirkung (20—22 min).

C. Zentrale Wirkungen.

Die Frage der Wirkung der muskelerschlaffenden Mittel auf Rückenmark und Gehirn ist Gegenstand einer heftigen Kontroverse. Alle mathematisch vorhandenen Möglichkeiten sind experimentell bewiesen:

1. Erregende Wirkung (Krampfauslösung).
2. Lähmende Wirkung (Depression).
3. Zuerst Exzitation, dann Depression.
4. Überhaupt keine zentralen Wirkungen.

Einstimmigkeit herrscht über die Wirkung der Mittel der *Coniingruppe*. Diese bewirkt eine aufsteigende Lähmung des Rückenmarks und schließlich der Medulla oblongata. Die zentrale Lähmung tritt eher ein, als die periphere.

1. Die zentralerregende Wirkung. Die sichere zentralkrampfauslösende Wirkung der peripher muskelerschlaffenden Mittel bei direkter Aufbringung auf das Rückenmark oder das Gehirn von Wirbeltieren wurde 1859 von WUNDT in Heidelberg festgestellt, 1860 von MARTIN und 1890 von TILLIE bestätigt, der nicht nur Rohcurare, sondern auch das schon damals von BÖHM chemisch rein dargestellte Curarin für seine Versuche verwendete. Auch PAGANO (1905), STERN und MacGUIGAN (1916), SANTESSON (1920), VON EULER (1941), ECCLES (1946), FEITELBERG und PICK (1947) und SALAMA u. WRIGHT (1950 und 1951) stimmen dahin überein, daß Curare bei direkter Aufbringung auf Gehirn und Rückenmark, oder bei Einbringung in den Liquor, zu einer Steigerung der Atmung, des Blutdruckes, der Reflexe und schließlich zu strychninartigen Krämpfen führt. Auch Dekamethonium hat diese Eigenschaften (CAVALLI 1950), ebenso Dimethyl-d-Tubocurarinchlorid und andere Alkaloide der Curaregruppe (SALAMA 1951), also wahrscheinlich alle muskelerschlaffenden Mittel: bei direktem Kontakt mit dem Zentralnervensystem ist die Wirkung identischer Dosen (= Erregung und Krampfauslösung) umgekehrt als bei subcutaner oder i.v. Zufuhr (= Lähmung).

Die suboccipitale Injektion von mehr als 0,05 mg/kg d-Tubocurarinchlorid oder mehr als 1 mg/kg Flaxedil führt beim Kaninchen binnen 2—6 sec zu Krämpfen, die binnen 10—80 min zum Tode führen. Bemerkenswert ist, daß gleichzeitig mit den Krämpfen Erschlaffungserscheinungen im Bereich der Muskulatur des Nackens und der vorderen Gliedmaßen auftreten. Curare scheint demnach die Blutliquorschranke überschreiten zu können. Die Nervensubstanz ist auf Grund dieser Versuche gegenüber muskelerschlaffenden Mittteln wohl speziell empfindlich (CAVALLI). Ob es sich hierbei um eine unspezifische Reizwirkung handelt (auch nach suboccipitaler Injektion von Penicillin sind Krämpfe beobachtet worden), oder ob eine spezifisch erregende Wirkung vorliegt, bleibt noch zu klären. Die Krämpfe können nur durch Amytal- oder Barbituratnarkose gelindert werden, nicht durch die peripheren Gegenmittel des Curare (Eserin, Prostigmin, Kongorot) oder das Antiepilepticum Diphenylhydantoin (CAVALLI).

Auch bei Zufuhr über die *Blutbahn* wurden Erregung, Zittern und Krämpfe beobachtet. COUTY u. LACERTA beobachteten 1879, daß bestimmte, für manche Curarezubereitungen verwendete Pflanzen, z. B. Strychnos triplinerva MARTIN, krampfartige fibrilläre Zuckungen auslösen können, die generalisiert von den Gliedmaßen auf den Rumpf übergreifen, einige Minuten andauern und erst dann von einer peripheren Lähmung gefolgt sind. Bei Fröschen führt die intraaortale Curareinjektion zu Krämpfen. Wenn ein Bein von der Curarewirkung ausgeschlossen wird (Gefäßligatur), sind an ihm ebenfalls nach Curarisierung des übrigen Tieres Krämpfe feststellbar. Beim Zitterrochen hat die Injektion von Curare in die Kiemenarterie Reflexsteigerung zur Folge (GARTEN 1899). Die in eigenen Versuchen bestätigten Curarekrämpfe bei Ratten können nach COHNBERG (1946) durch zentraldepressorische Stoffe, wie Amytal, Cyclopropan, aber nicht durch die peripheren Antagonisten (Prostigmin) verhütet werden. JOSEPH u. MELTZER bestätigten 1912 die bereits 1890 von TILLIE gemachten Beobachtungen über zentrale Krampfauslösung bei intraaortaler Injektion.

GRAY konnte 1951 die von EULER und von SALAMA 1950 und 1951 an der Katze beschriebene zentralerregende Wirkung verschiedener muskelerschlaffender Mittel auf Atem- und Kreislaufzentrum sogar am Menschen bestätigen: Zwei Freiwillige erhielten eine Thiopenton-Narkose, einmal ohne, einmal mit Curare. Die zentrale Atemdepression bei der Einleitung der Narkose war *weniger ausgeprägt*, wenn gleichzeitig d-Tubocurarinchlorid verabreicht wurde. GRIFFITH u. JOHNSON, die Initiatoren der Curareanwendung, sahen 1942 bei zu oberflächlicher Narkose Zuckungen und krampfartige Bewegungen an ihren Kranken.

2. Zentraldepressorische Wirkung. Die Annahme einer zentraldepressorischen Wirkung der muskelerschlaffenden Mittel ist älter als ihre Einordnung in die Gruppe der Muskelrelaxantien. Die Vertreter dieser Auffassung sind bis heute nie ganz verstummt. BRODIE (1812) nahm eine Giftwirkung des Curare auf das Gehirn an. RUDOLF VIRCHOW u. MÜNTER (1848) fanden bei ihren Versuchshunden neben der peripheren auch eine zentrallähmende Wirkung. STEINER (1877) stellte bei Versuchen an Fröschen fest, daß der peripheren Lähmung eine zentrale Lähmung vorausgeht. BRENTON zeigte 1877 am Hund, daß bei großen Curaredosen auch das Rückenmark ausfällt. CHIO stellte 1913 am Hund eine Dissoziation der Atembewegungen fest mit Verlust der coordinierten Atmung. HARTRIDGE (1931) konnte die parathyreoprive Tetanie des Hundes durch kleine Curaredosen aufheben, ohne daß eine Lähmung oder eine Verminderung der elektrischen Erregbarkeit eintrat. Er schloß hieraus auf eine zentraldepressorische Wirkung. CULLER reizte den M. tendinosus seiner Versuchshunde indirekt, gleichzeitig mit dem Läuten einer Glocke, bis ein bedingter Reflex entstanden war. Seine Dressurversuche an curarisierten und nicht-curarisierten Hunden (1939) führten zur Annahme einer experimentellen Form einer dualistischen Persönlichkeit; bedingte Reflexe sind beim curarisierten und beim normalen Tier anlernbar, jedoch nicht mehr auslösbar bei Curarisierung des normalen oder Normalisierung des curarisierten Tieres. Die Hunde antworten auf denselben Reiz mit zwei verschiedenen unabhängigen Verhältnissystemen. CULLER schloß daraus, daß das normale Lernen in der Hirnrinde vor sich geht, während beim curarisierten Tier die Reflexe in anderen (subcorticalen ?) Zentralen gebildet werden. Nach den elektrophysiologischen Untersuchungen desselben Autors erhöht Curare sowohl die corticale Rheobase, als auch die corticale Erregungszeit.

HARLOW kam 1940 zu gegenteiligen Ergebnissen: Die bedingten Reflexe wurden beim teilcurarisierten Tier latent geformt und waren nach der Decurarisierung auslösbar. GIRDEN (1940 und 1948) prüfte diese Ergebnisse bei mit Erythroidin und Curarin gelähmten Tieren nach. Selbst bei kleinen Dosen fand er Veränderungen in der Funktion der Hirnrinde. Die zentrale Depression durch Curare führt zu einer Aufhebung der Fluchtreflexe. Ein teilweise curarisiertes Tier kann dressiert werden. Nach voller Erholung kann die Dressurantwort nicht mehr ausgelöst werden. Umgekehrt kann eine andressierte Handlung nicht mehr erzielt werden, wenn ein normales Tier curarisiert wird. Hieraus schloß GIRDEN, daß Dressurantworten bei den curarisierten Tieren auf subcorticalen Wegen vermittelt werden, daß ein curarisiertes Tier funktionell entrindet ist und daß Curarisierung eine zumindest teilweise Amnesie hinterläßt.

FEGLER (1942) fand bei seinen curarisierten Hunden, daß die Atemlähmung bereits eintritt, wenn die Muskeln bei indirekter Reizung durchaus noch zur Kontraktion gebracht werden können. Er schloß hieraus auf eine Depression des Atemzentrums, eine Verlängerung der Rheobase, der Chronaxie und der Summationszeit. Die im Rohcurare enthaltenen Verunreinigungen (Paracurare) führen nach seiner Auffassung zu einer Erregung, Curare selbst zu einer Lähmung vitaler Hirnzentren. Eine ähnliche zentrale Depression vermuteten BRENTON (1877) und WEST (1932)[1].

FEITELBERG u. PICK prüften 1942 das Verhältnis des *Elektroenzephalogramms* bei curarisierten Fröschen. Es kam zu einem Verschwinden der schnellen Niedervolt-Aktivität und der a-Wellen für 12—24 Std. 1947 fanden sie bei Curareanwendung eine Herabsetzung der Temperatur des Gehirns (Messung nach der Methode von FEITELBERG u. LAMPEL) als Zeichen des verminderten Stoffwechsels und als Ursache der synergistischen Wirkung des Curare mit der Narkose. PICK u. UNNA (1945) hielten das Froschhirn für derartige Untersuchungen besonders geeignet, da es wenig empfindlich gegenüber Sauerstoff- oder Glucosemangel und pH-Veränderungen ist, dagegen hochempfindlich gegenüber Mitteln, die das Zentralvervensystem lähmen. 3 mg/kg d-Tubocurarin verursachen nur eine Lähmung der Peripherie. 4—7 mg/kg beseitigen dagegen die elektrischen Hirnpotentiale für Zeiträume, die wesentlich länger sind, als die periphere Lähmung: Frösche, die sich von der peripheren Lähmung erholt hatten, waren in der Lage, zu springen, obwohl ihr Gehirn noch keine regelmäßigen Potentiale zeigte. Die zentrale und die periphere Curarewirkung waren demnach unabhängig voneinander. Prostigmin beseitigte nur die periphere, nicht die zentrale Lähmung. Selbst Strychnin und Pikrotoxin (je 5 mg/kg) waren erfolglos.

Dihydro-β-Erythroidin blockiert die Nervmuskelverbindung beim Frosch in einer Dosis von 0,5 mg/kg, aufhebbar durch Prostigmin. Von 1—2 mg/kg an wird auch das EEG nach 20—30 min ausgeschaltet (die periphere Lähmung tritt bereits nach 6—9 min ein). Curare und Erythroidin verstärken sich gegenseitig in ihrer Wirkung. Eine Störung auch der zentralen synaptischen Transmissionen durch diese muskelerschlaffenden Mittel ist naheliegend.

Prostigmin führt je nach Dosis zu einer zentralen Erregung oder Dämpfung. 0,1 — 1 mg/kg setzen die Aktivität der Hirnströme herab (kann durch Atropin nicht verhindert werden). Bei direkter Aufbringung auf das ZNS führt es zu einer vorübergehenden Depression, bei zusätzlicher Acetylcholin-Injektion nach einer kurzen Reizung zu einer vollständigen Unterdrückung der Hirnaktivität.

Beim Menschen konnten WHITACRE u. FISHER 1945 durch 100—200 mg Curareextrakt (entspricht 15—30 mg d-Tubocurarinchlorid, also den heute üblichen klinischen Dosen) allein schon Bewußtlosigkeit erzeugen, die zur Durchführung operativer Eingriffe genügte.

LAPIQUE (1947) führte die schon bei geringen Curaredosen auftretende „Atonie" auf eine zentrale Depression zurück, während die „Paralyse" peripherer Natur sei. GROB (1947) beobachtete nach kleinen Curaredosen Benommenheit und Euphorie, bei größeren eine Veränderung der EEG-Aktivität und Bewußtlosigkeit. PAULSON fand bei Kaninchen, Meerschweinchen und Ratten durch Kombination von Pentothal und Curare zwar keine Verlängerung der Narkosezeit, aber eine *Vertiefung* der Narkose. MOSER erlebte im Curare-Selbstversuch eine Lethargie und Antriebsarmut (1950). OSTROW spricht dem Curare eine schläfrigmachende, soporifizierende zentrale Wirkung zu. Durch hohe Dosen können auch im Rückenmark und Gehirn keine Reizantworten mehr gewonnen werden. JENKINS (1950) sah eine Verlangsamung und Inkoordinierung der Atmung nach Curare, SADOVE in einzelnen Fällen eine stundenlange Atemdepression nach Dekamethonium (bestätigt von FAULCONER 1951), VON EIFF eine schockartige psychische Depression nach höheren Curaredosen (1950). HARROUN, BECKERT u. FISCHER fanden nach großen Curaredosen eine Herabsetzung der EEG-Aktivität, wie bei leichter Narkose.

3. Zentrale Excitation und Depression. ALEXANDER V. HUMBOLDTS erste Beobachtung eines vom Giftpfeil getroffenen Indianers (1846) schildert Kongestionen im Kopf, Schwindel, Übelkeit, Erbrechen, Durst, dumpfes Gefühl in der Umgebung der Wunde. V. BEZOLD sah nach Rohcurare-Injektion Krämpfe, gefolgt von einer Depression. TILLIE injizierte 1890 Fröschen intraaortal Curare. Es kam zu Krämpfen und Reizung des Gehirns, gefolgt von Reflexhemmung und Lähmung. ARTHUR LAEWENS Curareversuche (1906) deckten bei der Maus zentral ausgelöste Krämpfe der Gliedmaßen auf, gefolgt von Depression. JACABHASZY sah 1908 bei Hunden eine Reizung des Gehirns, gefolgt von allgemeiner Reflexhemmung und Lähmung.

WESTS therapeutische Curare-Anwendung beim Tetanus (1932) führte zuerst zu einer Anregung, dann Lähmung. Es kam zu Schwindelgefühl, Kopfschmerzen, Hitzewallung. Selbst die Psyche war in Mitleidenschaft gezogen (Gefühlsstörungen, Verwechslungen der

---

[1] Nach H. SCHAEFER ist diese scheinbar „zentrale" Curarewirkung vielleicht durch Wegfall der Reafferenz zu erklären, in Wirklichkeit also peripher.

Stimme). Bei Ratten, Mäusen und Meerschweinchen steigern kleine Curaredosen die Atemfrequenz, große setzen sie herab. Bei allen Tieren kommt es zu zentralen Krämpfen (BLUME 1930. COHNBERG 1946). Bei i. v. Zufuhr wird anfangs die Atmung gesteigert, dann herabgesetzt, sowohl beim Kaninchen (KAHLSON 1937), als auch bei der Katze (v. EULER).

Beim Menschen führt die rasche Zufuhr großer Curaredosen zu einer zentralen Reizung, die bald von einer Lähmung gefolgt ist (GRIFFITH 1946). Schnelle Injektion großer Dosen führt auch beim Hund zu einer vorübergehenden Reizung des Atemzentrums und der Hirnaktivität, ja Krampfauslösung (COHNBERG 1946), gefolgt von einer langen Depression (im EEG nachgewiesen von McINTYRE 1947). Diese Depression durch extrem große Dosen ist irreversibel und durch Prostigmin nicht beeinflußbar (MACCAWLEY 1949). Rasche Injektion von mehr als 2,7 mg/kg Curare führt zu zentraler Krampfauslösung. Ohne Narkose kommt es bei der Katze zu einem Anstieg der Hirntemperatur, mit Narkose zu einem Abfall (FEITELBERG u. PICK 1947). Bei der Ratte kommt es zu Krampfatmung, Tachypnoe, Neigung zu Krampfanfällen, schließlich Vertiefung der Narkose und Atemstillstand (HARDT u. HOTOVY 1949).

Acetylcholin (0,06—0,2 mg/kg) vergrößert kurz (bis zu 30 sec) die elektrische Hirnaktivität. Diese Phase ist jedoch gefolgt von einer langanhaltenden Depression. Bei der Katze kommt es z. B. zu einer Störung der schnellen Potentiale der niedervoltigen EEG-Ströme (PICK u. UNNA 1945). Merck-Curare (2—5 cm³ der 1%igen Lösung) führt beim Hund zu einer kurzen Periode der Erregung, sofort anschließend jedoch zu einer Hemmung der Atmung mit Verlangsamung des Rhythmus und Verminderung der Amplitude. Durch einen Schmerzreiz kann die Atmung in diesem Stadium noch vorübergehend beschleunigt werden (FEGLER 1940).

Guanidin, das ebenfalls curareartige Wirkungen aufweist, verursacht bei Fröschen eine anfängliche Erregung, die von einer zentralen Lähmung gefolgt ist, die 2 Std vor der schließlichen peripheren Lähmung eintritt (FÜHNER 1908).

4. Ablehnung einer zentralen Wirkung. Beim Kaninchen zeigt ein aus der Zirkulation ausgeschaltetes Bein nach Curarisierung des übrigen Tieres noch normale Reflexerregbarkeit. Auf Grund dieses klassisch gewordenen Experimentes sprach CLAUDE BERNARD 1856 dem Curare jede zentrale Wirkung ab. Der Tod ist nach ihm sekundäre Folge der motorischen Atemlähmung (Erstickung), nicht primär durch Curare bedingt.

Beim Menschen führen kleine subparalytische Curaredosen nicht zu signifikanten zentralen Wirkungen (HARVEY 1941). Selbst große Dosen (75 mg) führen bei langsamer Zufuhr (40 min) und kräftigen Versuchspersonen nicht zu einer Veränderung des EEG, der Sensibilität, der Denk- und der Erinnerungsfähigkeit (Scott SMITH 1946, GNÜCHTEL 1951). Selbst die 5—50-fache lähmende Dosis führt bei Ratten, Kaninchen und Katzen nicht zu EEG-Veränderungen, Krämpfen oder sonstigen Zeichen einer zentralen Wirkung — adäquate Sauerstoffbeatmung vorausgesetzt (EVERETT 1948). Bei der Ratte führen 5—30 mg, bei der Katze 20—60 mg d-Tubocurarinchlorid (also 3—6mal die lähmende Dosis) zu keinen Veränderungen des EEG (GIRDEN 1948).

Es ist klar, daß so viele sorgfältige Beobachter nicht zu so widersprechenden Ergebnissen gelangt wären, wenn nicht ganz besondere Schwierigkeiten einer eindeutigen Klärung dieser Fragen entgegen stünden. Hierauf soll in den folgenden Kapiteln näher eingegangen werden.

IV. Die Anwendung muskelerschlaffender Mittel.

A. Bei Jagd, Kampf und Gerichtsbarkeit.

Wie die griechische Bezeichnung „Toxon" (davon toxisch, Toxikologie), zu deutsch „Bogen", andeutet, ist der Begriff des Giftes seit Urzeiten mit dem Pfeil verbunden, dessen Spitze das todbringende Mittel trug, um es dem Jagdtier oder Feind einzuflößen. Den Skythen wurden besondere Erfahrungen in der Bereitung von Pfeilgiften zugesprochen. Auch die Bibel erwähnt mehrfach den Giftpfeil (Hiob 6, 4 und 34, 6, Psalm 38, 3), ebenso Homer (Odyssee I, 260) und Virgil (Aeneis XI, 772). Die weiteste Verbreitung fanden muskelerschlaffende Mittel als Pfeilgifte in Süd- und Mittelamerika und den vorgelagerten Inseln, in geringerem Maße auch im tropischen Afrika. Selbst zum bequemen Töten von Haustieren (Ochsen, Ziegen) findet Curare dort Verwendung.

Daß muskelerschlaffende Mittel in Griechenland sogar zur Hinrichtungszwecken verwendet wurden, ist uns durch die Schilderung des tragischen Endes des Sokrates überliefert (Platon), der einer Erstickung durch Atemlähmung (per os zugeführtes Coniin) erlag.

Die Giftgase und Kampfstoffe zukünftiger Kriege sind — dies ist für den Arzt wichtig zu wissen — in erster Linie muskelerschlaffende Mittel mit langanhaltender Lähmung der nervösen Synapsen. Die Fluorphosphorsäure-Derivate blockieren die Acetylcholinesterase und führen hierdurch zu Erregungs- und schließlich Lähmungszuständen, da das Acetylcholin nicht mehr abgebaut werden kann. Durch stunden- und tagelange Sauerstoffbeatmungen können gefährdete Vergiftete evtl. am Leben erhalten werden (SARTORI 1951). Atropin soll als Antidot eine begrenzte Wirkung besitzen (EDITOR: J. Michigan State Med. Soc. 50, 305 (1951)). In geringen Dosen (10 mg) spielen diese Stoffe eine Rolle als Curareantidote (s. o. KOELZER 1952).

B. In der Medizin.

1. In der Psychiatrie und Neurologie. *a) Diagnostik der Myasthenie.* Die Myastenia gravis pseudoparalytica ähnelt in ihrem klinischen Bild einer Dauer-Curarisierung. Das Curare-Antidot Prostigmin vermag auch die bei der Myasthenie bestehende Lähmung vorübergehend aufzuheben. Umgekehrt sind Myasthenie-Kranke gegenüber Curare extrem empfindlich. Bruchteile der üblichen klinischen Dosen können zu schwerster allgemeiner Lähmung führen. Diese Überempfindlichkeit wurde zu diagnostischen Zwecken ausgenutzt. Nur minimalste Dosen (0,1 bis 1 mg) dürfen verwendet werden. Die Curare-Wirkung ist am Grad der Convergenzschwäche und der Herabsetzung der Greifkraft zu objektivieren (JARRET, EATON u. LAMBERT 1948). Die Convergenzschwäche ist das erste objektive Zeichen der Curarewirkung. Sie tritt bei Gesunden nach Dosen von 0,00825 bis 0,033 mg/kg Körpergewicht auf; bei Myastheniekranken bereits nach 0,0014 mg/kg und weniger. Alle Patienten mit Myasthenie weisen eine größere Empfindlichkeit zumindest mehrerer Muskelgruppen gegenüber Curare auf, als gesunde Kontrollpersonen. Die Tatsache, daß nicht *alle* Muskelgruppen empfindlicher sein müssen, ist ein Hinweis darauf, daß

1. die Myasthenie nicht allein durch das Zirkulieren einer curareartigen Substanz erklärt werden kann, und

2. die Myasthenie-Diagnose nicht auf der Prüfung der Curareempfindlichkeit nur einer einzigen Muskelgruppe, sondern auf der Prüfung mehrerer Muskelgruppen aufgebaut werden muß.

Eine Myasthenie besteht, wenn mindestens zwei der folgenden Muskelgruppen eine Empfindlichkeit gegenüber *kleineren* Curaredosen aufweisen, als die angegebenen Normalwerte gesunder Kontrollen ergeben (LAMBERT):

1. Augenkonvergenz: 0,00825—0,033 mg/kg d-Tubocurarinchlorid.
2. Weite der Augenspalten: 0,033—0,1 mg/kg.
3. Beißkraft: 0,033—0,1 mg/kg.
4. Greifkraft: 0,033—0,132 mg/kg.
5. Elektromyographische Antwort auf indirekte Reizung des M. abductor digiti quinti: 0,066—0,132 mg/kg.

Da latente Formen der Myasthenie nicht selten sind (schätzungsweise 0,3 pro mille der Bevölkerung), ist die Forderung berechtigt, jede erstmalige Curareanwendung mit einer Testdosis von 3—6 mg zu beginnen. Die Abtrennung der Myasthenie (Antidot Prostigmin und Myasthenol) von der amyotrophischen Lateralsklerose sowie der Myotonia congenita (Antidot Adrenalin) ist heute mit diesen Untersuchungsmethoden sicher möglich (LAMBERT). Nach unseren eigenen Erfahrungen dürfen bei diagnostischer Curareinjektion zunächst nicht mehr als 1—2 mg Curare verabreicht werden. Pyridostigmin, Sauerstoffgerät und Mundtubus müssen griffbereit sein. Auf die verbesserte Therapiemöglichkeit der Myasthenie mit dem oral wirksamen langwirkenden Acetylcholinesterasegift Tetraisopropylpyrophosphat (Myasthenol) wurde bereits im Kapitel Antidote hingewiesen.

b) Therapie. Muskelerschlaffende Mittel wurden seit Jahrhunderten zur Linderung von Manien, motorischen Erregungszuständen, Krampfleiden, spastischen, dyskinetischen und tetanischen Zuständen aller Art verwendet, lange bevor sie ihren Weg in die Anästhesie fanden. Coniin war in Deutschland offizinell in Form von Schierlingsextrakten (Stoerk 1770), wurde jedoch im 19. Jahrhundert verdrängt durch Curare. Dieses hat sich zur symptomatischen Behandlung besonders des postencephalitischen Parkinsonismus eine Stellung erobert (Kairrinkschtis 1927). Tabelle 12 auf S. 344 gibt Auskunft über die weitere Entwicklung, deren Führung seit 1935 an die Vereinigten Staaten übergegangen ist.

Ausgehend von den günstigen Erfahrungen bei neurologischen Erkrankungen, wendete Bennet 1939 als erster Curare zur Linderung der peripheren Muskelkrämpfe beim *Cardiazol-* und später beim *Elektroschock* an. Durch elektroencephalographische Untersuchungen wissen wir, daß das zentrale Krampfgeschehen durch Curare nicht beeinflußt wird. Selbst bei völliger peripherer Muskelruhe infolge massiver Curarisierung läuft der zentrale Krampf unverändert ab. Die in den folgenden Jahren entwickelten Methoden gehen aus einer eingehenden Schilderung hervor, die wir an anderer Stelle niedergelegt haben (Durst u. Frey 1952).

2. In der Chirurgie und Anaesthesiologie. Die erste therapeutische Curare-Anwendung erfolgte bei *Wundstarrkrampf*. Auf Grund günstiger Erfahrungen beim Pferd (Alexander v. Humboldt) verwendete Busch das von Preyer gereinigte Curare im italienischen Krieg (1859) und böhmischen Feldzug (1866). Erfolge traten regelmäßig auf, waren jedoch nur in den leichteren und mittelschweren Fällen lebensrettend. Spätere Beobachtungen kamen zu ähnlichen Ergebnissen (Tabelle 11, S. 339). Ein Mißerfolg durch Curare-Nebenwirkungen (Todesfall durch Bronchospasmus) veranlaßte West 1936, vor der Curareanwendung bei Tetanus zu warnen. Dieser Einwand hat heute seine Berechtigung verloren. Denn die Wirkungen und Nebenwirkungen des Curare sind erforscht, und Gegenmaßnahmen, vor allem Beatmungsapparate, stehen zur Verfügung.

Vorschläge zur Anwendung muskelerschlaffender Mittel zur Verbesserung der Narkose und zur Einrichtung von Frakturen gehen bis ins 19. Jahrhundert zurück (Welch 1896). Vollcurarisierte Tiere mit kompleter peripherer Atemlähmung können durch intratracheale Intubation und Sauerstoffzuleitung stundenlang am Leben erhalten werden, besonders wenn sie künstlich beatmet werden, eventuell sogar unter Zuhilfenahme eines selbsttätig arbeitenden Apparates (Franz Volhardt 1906). Die erste klinische Anwendung von Curare zur Verbesserung der Muskelerschlaffung bei der Narkose geht auf Arthur Laewen (1912) zurück, der das von Böhm in reiner Form hergestellte Curarin benutzte, seine erfolgversprechenden Versuche jedoch aus Mangel an Material einstellen mußte.

Die Anlieferung größerer Curaremengen (Gill 1935), ihre genügende Reinigung (King 1937, Wieland 1937) und die wachsende Erfahrung mit der Curareanwendung beim Tetanus und in der Psychiatrie schufen die Grundlagen für das Eindringen der muskelerschlaffenden Mittel in die Anaesthesie. Mehrere amerikanische Anaesthesiologen nahmen das Problem gleichzeitig in Angriff. Cullen (1940) wurde durch die Histaminnebenwirkungen (Speichelfluß) und die Atemdepression zunächst von der weiteren Anwendung abgeschreckt. Griffith (Montreal 1942) überwand die Speichelsekretion durch Atropinprämedikation, die Atemdepression durch assistierte Beatmung, und ebnete damit dem Curare den Weg für eine breite klinische Anwendung. Der Ersatz der Pflanzenextrakte durch chemisch rein dargestellte, teilweise auch synthetische Alkaloide hat in den letzten 5 Jahren bewirkt, daß ein moderner Operationsbetrieb ohne muskelerschlaffende Mittel nicht mehr denkbar ist.

Wie immer, wenn die Vorteile eines neuen Mittels allzu enthusiastisch gepriesen werden, wurden die Nachteile und Nebenwirkungen anfangs bagatellisiert.

Tabelle 6. *In der Literatur mitgeteilte Todesfälle nach Anwendung muskelerschlaffender Mittel.*

Autor und Jahr		Mittel	Anwendung	Todesursache
WEST	1938	Curareextrakt	Tetanus	Bronchospasmus
CHARLTON	1942	Curareextrakt	Metrazolschock	Hypoxie, Atemlähmung
PERLSTEIN	1944	Intocostrin	Narkose	Lungenkollaps
APGAR	1946	Intocostrin	Narkose	Atemlähmung
BEARD	1946	Intocostrin	Elektroschock	Atemlähmung
HOLODAY	1946	Intocostrin	Narkose	Hypoxie, Herzstillstand
FOREGGER	1946	Intocostrin	Narkose	Lungenkollaps
RIGGS	1947	Intocostrin	Elektroschock	Herzkreislaufversagen
GILLIS	1947	d-Tubocurarin	Narkose	Lungenkollaps
WIGGIN	1947	Intocostrin	Narkose	Hypoxämische Koma
GRAY	1948	Intocostrin	Narkose	Atelektase, Aspiration von Erbrochenem
BECKERT	1948	Intocostrin 7 Fälle	Narkose und Elektroschock	Lungenkollaps, Atelektase Hypoxie
SALAN	1948	Intocostrin	Elektroschock	Atemlähmung, Hypoxie
ALTSCHULE	1948	Intocostrin	Elektroschock	Vagussyndrom, Lungenödem
FOREGGER	1949	Intocostrin	Narkose	Lungenkollaps
	1950	Intocostrin u. Dekamethonium	Narkose	Hirnschädigung durch Hypoxie
	1950	d-Tubocurarin	Narkose	Lungenatelektase
	1950	d-Tubocurarin	Narkose	Lungenatelektase
	1950	d-Tubocurarin	Narkose	Atemstillstand
	1951	d-Tubocurarin	Narkose	Atelektase
NEWHOUSE	1950	Myanesin	Tetanus	Aspirationspneumonie
	1950	Myanesin	Tetanus	Aspirationspneumonie
ZIMMERMANN	1951	Curarin 12 mg +Dekamethonium 5 mg	Narkose	Atemlähmung?
WALTON	1951	d-Tubocurarin	Bronchoskopie	Asthmaanfall
	1951	d-Tubocurarin	Bronchoskopie	Asthmaanfall
FLAXMAN	1951	d-Tubocurarin (9—15 mg)	Elektroschock	Lungenkollaps, Atemstillstand

Schwere Rückschläge infolge dilettantischer Anwendung durch Ungeübte blieben nicht erspart. Allein 30 Todesfälle wurden mitgeteilt (Tabelle 6 und 7), mehr noch verschwiegen. Es zeigte sich, daß, wie das Messer nur dem erfahrenen Chirurgen, die muskelerschlaffenden Mittel nur dem erfahrenen Anaesthesisten in die Hand gegeben werden dürfen. Nur dann sind sie in der Lage, ihre große Aufgabe ohne Schaden zu erfüllen.

Synergismus und *Antagonismus.* Die heutigen Narkosen beruhen grundsätzlich auf der Kombination mehrerer, an verschiedenen Angriffspunkten ansetzender Mittel, deren Wirkung sich hierdurch *potenziert* (Bürgische Regel). Der von UNNA und Mitarbeitern (1949) und GRAY (1946) festgestellte Synergismus

Tabelle 7. *Todesursachen der in der Literatur mitgeteilten Exitus nach Anwendung von Muskelrelaxantien.*

Lungenkollaps	
Atelektase	14
Asthma	
Bronchospasmus	
Atemstillstand	6
Koma (Hypoxie, Acidose) . . .	5
Aspiration	3
Kreislaufversagen	2
Summe	30

zwischen Pentothal und Curare wurde 1949 von PAULSON. LUNDY und ESSEX insofern bestätigt, als durch die Kombination der beiden Mittel die Narkose wenn auch nicht verlängert, so doch vertieft wurde. Dasselbe gilt für Myanesin. GROSS u. CULLEN führen die synergistische Wirkung von Äther und Barbituraten mit den muskelerschlaffenden Mitteln auf ihre ebenfalls die Nervmuskelverbindung betreffenden Synapsegifteigenschaften zurück. Andererseits ist zu beachten, daß die Mittel der Curaregruppe und die Stoffe der Dekamethoniumgruppe sich infolge ihres entgegengesetzten Wirkungsmechanismus *antagonisieren.*

C. Kritik der bisherigen Erfahrungen.

Es ist klar, daß so viele (über 100) sorgfältige Forscher nicht zu so entgegengesetzten Ergebnissen (siehe Kapitel 3) über verhältnismäßig so einfache Fragen wie die Art der Curarewirkung hätten kommen können, wenn nicht ganz besondere Schwierigkeiten und Fehlerquellen mit den einschlägigen Experimenten verbunden wären:

1. Unklare Dosisangaben. Mit der Aufklärung der chemischen Struktur ist heute jede andere Dosisangabe als die nach mg-Gewicht der chemisch reinen Substanz zu verwerfen. Denn ein besonderer Mangel der bisherigen Curareforschung ist die heillose Verwirrung, die durch die verschiedenen Maßangaben bei der Dosierung angerichtet worden ist.

Die Verwechslung der in der Tabelle 8 aufgeführten Dosiseinheiten hat auch in der neuesten Curareliteratur zu unrichtigen Schlußfolgerungen, in der Praxis zu Todesfällen geführt.

Die widersprechenden Ergebnisse früherer Forscher beruhten zum Teil auf der Verwendung nicht genügend gereinigter und deshalb nicht dosierbarer und mit unberechenbaren Nebenwirkungen belasteter Zubereitungen. Ein in der

Tabelle 8. *Einheiten klinisch verwendeter Muskelrelaxantien.*

1. Rohcurare	1 mg enthält ungefähr eine Headdropdosis für Kaninchen (Wirkungsäquivalent mit 0,15 mg d-Tubocurarin)
2. Intocostrin (Rohcurareextrakt): .	1 cm³ enthält 10 mg Curaresubstanz. 1 mg = etwa eine Headdropdosis = etwa 0,15 mg d-Tubocurarinchlorid
3. Headdropdosis: . . .	zwingt das Kaninchen, den Kopf niederzulegen = etwa 0,15 mg d-Tubocurarinchlorid.
4. Einheit:	entspricht einer Headdropdosis.
5. d-Tubocurarinchlorid: a) Normallösung HAF, Roche, Asta, Abbott, Lilly: . . . . 1 cm³ = 3 mg b) Starke Lösung Lilly: . . . . 1 cm³ = 15 mg c) in Wachs zur Behandlung von Tetanus, und spastisch-dystonisch-dyskinetischen Zuständen (HAF): . . . . 1 cm³ = 30 mg	
6. Dimethylaether des Tubocurarins (Lilly, Braun-Melsungen, HAF) . . . 1 cm³ = 1,5 mg	
7. Dekamethonium (Borroughs, Braun-Melsungen) . . . . 1 cm³ = 1 mg	
8. Flaxedil (Boehringer) und Retensin (ASTA) . . . . 1 cm³ = 10 mg	
9. Succinylcholin (Lysthenon forte) . . . . 1 cm³ = 20 mg	

modernen deutschen Curare-Literatur weit verbreiteter Irrtum ist, um nur ein Beispiel zu nennen, die Gleichsetzung der in der Arbeit von WHITACRE u. FISHER und der Monographie von ROBBINS gemachten Dosisangaben in mg *Curare-Extrakt* (1 mg entspricht etwa 1 Einheit oder einer Headdrop-Dosis) mit mg d-*Tubocurarinchlorid* (1 mg = 7 E, entspricht etwa 7 Headdrop-Dosen). Die amerikanischen Kollegen der Frühzeit der Curareanwendung haben demnach keineswegs die heroischen Dosen angewendet, die ihnen unterstellt wurden. Welche fatalen Schlußfolgerungen aus dieser Verwechslung gezogen wurden, braucht nicht ausgeführt zu werden.

2. Fehlerquellen in der Beurteilung infolge Nebenwirkungen. Die meisten Untersucher scheiterten an der Aufgabe, die primären Synapsegiftwirkungen des Curare von den sekundären Wirkungen der Muskellähmung und den Nebenwirkungen zu trennen.

a) Hypoxie. Die periphere Beeinträchtigung der Atmung führt, wenn nicht frühzeitig behandelt, zu einer Verschlechterung des Gasaustausches in den Lungen: einer Ansammlung von Kohlensäure und einem Mangel an Sauerstoff. Jeder dieser Faktoren allein schon ist in der Lage, die meisten dem Curare zugesprochenen zentralen Wirkungen auszulösen, angefangen von der kurzen primären Erregung und Blutdrucksteigerung über den Bewußtseinsverlust und die Krämpfe bis zu der schließlich eintretenden schweren und langdauernden, eventuell tödlichen Depression. Die Frage jedoch, ob *alle* Erscheinungen durch Sauerstoffmangel oder Kohlensäureüberladung allein bedingt sind, bedarf noch der Klärung (Kapitel 7). Wohl konnten einige Forscher durch Sauerstoffbeatmung die früher beschriebenen Krämpfe und EEG-Veränderungen vermeiden. Dies mag zum Teil an der krampfverhütenden Begleitnarkose liegen, zum Teil an der verhältnismäßig niedrigen Dosis oder langsamen Injektion. Denn andere Untersucher konnten *trotz Sauerstoffbeatmung* bei hohen Curaredosen und rascher intravenöser Injektion oder gar bei Einbringung in den Liquorraum die früher beschriebenen zentralen Curarewirkungen bestätigen.

b) Histaminnebenwirkungen. Die histaminartige Wirkung des Curare oder die Freisetzung von Histamin durch Curare ist bewiesen worden:

1. durch Erhöhung des Histaminspiegels im Blut, das aus curarisierten Muskeln zurückströmte (ALAM 1939, SCHILD u. GREGORY 1947, VON LAMBERT 1940 auch nach Sympathicusreizung beobachtet);

2. durch eine erhebliche Ödembildung, Rötung und Schwellung im Bereich des Versorgungsgebietes einer Arterie, in die Curare injiziert wurde;

3. durch den Histaminhof bei intracutaner Curareinjektion.

Die Folgen dieser Histamin-Nebenwirkungen sind vielfältig und erstrecken sich auf:

1. Bronchokonstriktion (DIXON 1903, WEST 1938, FREY, JUST u. v. LÜTTICHAU 1951),

2. vermehrte Tränen- und Schleimsekretion im Bereich der Atemwege,

3. Ödemneigung, besonders im Bereich der Schleimhaut der Atemwege,

4. Blutdruckabfall, bei empfindlichen Versuchstieren Schock.

Sämtliche Histaminnebenwirkungen sind geeignet, die Sauerstoffversorgung der Zentren weiter zu beeinträchtigen, sei es durch Verlegung der Atemwege und Erschwerung des Gasaustausches in den Lungen, sei es durch Verschlechterung des Kreislaufes. Sie verstärken also die durch die Hypoxie bewirkten Nebenerscheinungen.

Nur wenn es gelingt, eine klare Trennung zwischen primären und sekundären Curarewirkungen durchzuführen und die sekundären Curarewirkungen zu umgehen, besteht Hoffnung, Gewißheit über die Wirkungen der muskelerschlaffenden Mittel nicht nur auf die Peripherie, sondern auch auf das Vegetativum und die Zentren zu gewinnen. Dies zu erreichen, ist der Zweck der im nächsten Kapitel geschilderten eigenen Untersuchungen.

3. Fehlerquellen infolge Anwendung durch Unerfahrene. Zahlreiche Zwischen- und Todesfälle nach Anwendung muskelerschlaffender Mittel beruhten und beruhen darauf, daß mit den Besonderheiten dieser Stoffe nicht vertraute Ärzte ihre wahllose Anwendung in dilettantischer Verkennung ihrer Grenzen am Menschen forcierten, ohne die nötigen medikamentösen und apparatmäßigen

Schutzmaßnahmen zu kennen oder zu besitzen. Die aus diesen Versagern gezogenen Schlüsse waren oft voreilig und unzutreffend.

4. Fehlerquellen infolge unrichtiger Schlußfolgerungen. Eine Anzahl von typischen Fehlschlüssen soll im folgenden angeführt werden, um zu zeigen, wie aus unrichtig ausgelegten Einzelbeobachtungen Irrtümer entstanden:

Bei vollständiger peripherer Lähmung gegenüber physiologischen zentralen motorischen Impulsen ist noch ein Rest von *elektrischer indirekter Erregbarkeit* nachweisbar, der erst bei noch höheren Dosierungen der muskelerschlaffenden Mittel verschwindet. Aus der erhaltenen elektrischen Erregbarkeit des Zwerchfells über den N.phrenicus wurde fälschlich auf eine *zentrale Atemlähmung* geschlossen. In Wirklichkeit bedeutet die *elektrische Reizung* einen synchronen Reiz, der gleichzeitig allen Nervenfasern mitgeteilt wird (normalerweise bestehen nervöse Impulse aus einer desynchronisierten Salve von Einzelimpulsen; s. Abb. 8). Es handelt sich also um einen unphysiologisch starken Reiz, der keine sichere Aussage zuläßt über den Grad der Lähmung gegenüber physiologischen Impulsen (SCHNEIDER).

Aus der bei ihren Patienten nach großen Curaredosen (80—120 mg Intocostrin, äquivalent etwa 15—25 mg d-Tubocurarinchlorid) eintretenden *Bewußtlosigkeit* schlossen WHITACRE u. FISHER auf eine zentrale Depression. In Wirklichkeit schwanden ihren Kranken die Sinne aus Sauerstoffmangel (SCOTT SMITH). Aus der ausbleibenden Reizantwort auf Schmerzreize schlossen die Untersucher der ersten Curare-Aera auf eine *analgetische* Wirkung. McGOWAN und WOOD zeigten jedoch, daß Schmerzreizkurven durch Curare nicht verändert werden. SCOTT SMITH empfand Schmerzreize unverändert auch bei dem 2fachen der totallähmenden Dosis (75 mg d-Tubocurarinchlorid).

Anfangs wurden die bei Curarisierung verursachten *Krämpfe* auf eine zentrale Curarewirkung zurückgeführt, dann auf Asphyxie. Heute wissen wir, daß *beide* Faktoren Krämpfe erzeugen können.

V. Eigene Beobachtungen.

Vor der Anwendung am Patienten studierten wir die Wirkung der muskelerschlaffenden Mittel am Tier und im Selbstversuch. Wir verwendeten zunächst (seit 1948) das erste deutsche, nach mg dosierbare Curare-Präparat (Curarin HAF), das 3 mg d-Tubocurarinchlorid pro ccm enthält. Erst in neuerer Zeit (seit 1951) bezogen wir die folgenden Mittel in unsere Untersuchungen ein[1]:

A. Curaregruppe.

1. Curarin Haf und Asta (1 cm³ = 3 mg d-Tubocurarinchlorid).
2. Dimenthyl-d-Tubocurarinchlorid Haf, Braun-Melsungen, und Lilly (1 cm³ = 1,5 mg).
3. Flaxedil (Boehringer).
4. Mytolon (Winthrop, Windsor, Ont.).
5. Desoxy-Dauricin (Pl 144, Knoll-Ludwigshafen).
6. Retensin (Asta-Brackwede).
7. Belladonnin-Bromaethylat (Merck-Darmstadt).

B. Dekamethoniumgruppe.

1. Dekamethonium-Jodid (Braun-Melsungen).
2. Succinylcholinchlorid, Lysthenon (Stickstoffwerke Linz und Rheinchemie Heidelberg).

---

[1] Ich danke sämtlichen Firmen für die großzügige Zurverfügungstellung von Versuchsmengen.

3. Succinylcholin-Jodid (Celocurin Vitrum, Stockholm).

4. Succinyl (Asta).

C. Myanesingruppe.

1. Curarythan Goda, Homburg.

2. Byk Ml, Konstanz.

3. Guajacol-Glyzerin-Äther, Myocain (My 301 Brunnengräber, Lübeck).

Die Zahl der natürlichen und synthetischen muskelerschlaffenden Mittel geht heute zwar in die Hunderte. Wir glauben jedoch, daß der Kliniker sich auf einige charakteristische Mittel aus jeder Wirkungsgruppe beschränken soll, da er nur dann in der Lage ist, alle ihre Eigentümlichkeiten zu beherrschen. Die Aufgabe der nächsten Jahre liegt also weniger in der Entdeckung neuer Mittel, als in der Erforschung der Wirkungen und Nebenwirkungen der für klinische Zwecke geeignetsten eingeführten Mittel.

A. Tierversuche.

1. Vorversuche. 20 Ratten im Gewicht von ca. 150 g erhielten Dosen von 0,1—1,0 mg/kg Curarin subcutan injiziert. Die LD 50 lag bei 0,15 mg/kg. Der Ablauf der Vergiftung war konstant:

Zunächst kam es nach einer flüchtigen Erregung zu einer Herabsetzung der Aktivität der Tiere, die nicht mehr herumliefen, sondern still in einer Ecke saßen. Auf Reiz waren sie indes noch sehr wohl in der Lage, zu springen und wild zu beißen, wobei keine Herabsetzung der groben Kraft feststellbar war. Nach 1—3 min machten sich jedoch die ersten Lähmungs-erscheinungen bemerkbar. Zuerst verloren die Nacken- und Extremitätenmuskeln ihre koordinierte Beweglichkeit. Im Gegensatz zu dieser Lähmung standen *krampfartige Zuckungen*, die über das Tier hinwegliefen und gelegentlich zu Sprüngen führten. Die Atemfrequenz war in diesem Stadium bei der Mehrzahl der Tiere im Vergleich zur Norm herabgesetzt — das Gegenteil von dem, was bei einer reinen lähmenden Wirkung auf die Nervenendplatte zu erwarten wäre: Wenn durch die fortschreitende Lähmung die Atemamplitude immer kleiner wird, wäre durch Steigerung der Frequenz durchaus noch eine Beibehaltung des Atemminutenvolumens möglich. Das nach der flüchtigen anfänglichen Erhöhung bald folgende Sinken der Atemfrequenz kann bedingt sein:

1. durch eine zentrale Depression des Atemzentrums,
2. durch die (nach SALAMA zentral ausgelöste) Bronchokonstriktion,
3. durch eine periphere Histamin-Bronchokonstriktion mit Erschwerung der Atmung.
4. durch eine zentral oder peripher bedingte Unfähigkeit der Atemmuskulatur, rasche koordinierte Atembewegungen auszuführen.

Die Tiere wurden zunehmend zyanotisch und starben bei höheren Dosen als 0,15 mg/kg. Der Tod konnte weder durch künstliche Beatmung mittels rhythmischen Druckes auf den Thorax[1], noch durch Prostigmin verhindert werden. Bei den hohen Dosen (mehr als 0,5 mg/kg) trat der Tod noch während des Krampfstadiums ein. Bei den kleineren Dosen war dieses von einem Stadium vollkommener peripherer Lähmung gefolgt. Die Atembewegungen waren anfangs auch jetzt noch erhalten; ihre Frequenz nahm indes laufend ab, und die Tiere erstickten. Das Herz schlug noch minutenlang weiter. Die auch von anderen Autoren (BLUME, GOLDBERG) beobachteten Krämpfe werden neuerdings nicht als primäre Curarewirkung aufgefaßt, sondern als sekundäre Folge des Sauerstoffmangels (GIRDEN, EVERETT).

2. Die Wirkungen der muskelerschlaffenden Mittel auf das Elektromyogramm. Die quergestreifte Muskulatur läßt sich nach den Untersuchungen PAUL KRÜGERS unterteilen in Halte- und Bewegungsfasern. Die tonischen Fasern werden von Endtrauben, die tetanischen Fasern von Endplatten innerviert. Curare schaltet[2] zuerst die Haltefasern aus, Dekamethonium zuerst die Bewegungsfasern. Die Wirkung der muskelerschlaffenden Mittel hängt also vom histologischen Bau der betroffenen Muskeln ab.

---

[1] Daß auch beim curarisierten Menschen diese Art der Beatmung ungenügend ist, wird unten näher erklärt. Nur die Sauerstoffbeatmung mit einer Atempumpe oder einem Narkoseapparat ist adäquat.

[2] Nach der noch umstrittenen Arbeitshypothese P. KRÜGERS.

Für den Kliniker ist die wichtigste Frage: Welche Zusammensetzung weist die Atmungsmuskulatur auf? Das Zwerchfell ist sowohl aus Fasern mit Fibrillen-, als auch aus Fasern mit Felderstruktur zusammengesetzt. Die Zwerchfellkontraktion ist also eine gemischte tetanischtonische Kontraktion (Abb. 8a, s. auch R. Frey 1952). Die Veränderungen dieser Kontraktion durch die drei Gruppen der muskelerschlaffenden Mittel zeigt Abb. 8b und c. Curare schaltet in erster Linie den tonischen, Dekamethonium in erster Linie den tetanischen Anteil der Kontraktion aus, während Myanesin diese nicht beeinträchtigt. Die Mittel der Myanesingruppe verändern also das Elektromyogramm nicht. Die Mittel der Dekamethoniumgruppe führen zu einem Ausfall des tetanischen Anteiles der Kontraktion (gleichsinnige Keilform der Muskel- und Nervenaktionsströme). Die Mittel der Curaregruppe schalten in erster Linie den tonischen Anteil der Zwerchfellkontraktion aus (gegensinnige Keilform der Nerven- und Muskelaktionsströme).

3. Die Wirkung der muskelerschlaffenden Mittel auf das Atemzentrum[1]. Die für die Erhaltung des Lebens unmittelbar wichtigste zentrale Funktion ist die Atmung. Die Wirkung der Muskelrelaxantien auf das *Atemzentrum* ist infolgedessen nicht nur theoretisch interessant, sondern auch klinisch bedeutungsvoll. In der Literatur wurden bisher über 30 Todesfälle nach Curare-Anwendung mitgeteilt (Tabelle 6 u. 7). Als häufigste Todesursache wurde eine Atemkomplikation angegeben, teils peripherer (14), teils zentraler Art (6). Dieser umstrittenen zentralen Atemdepression nach Anwendung von Relaxantien galt unser besonderes Interesse.

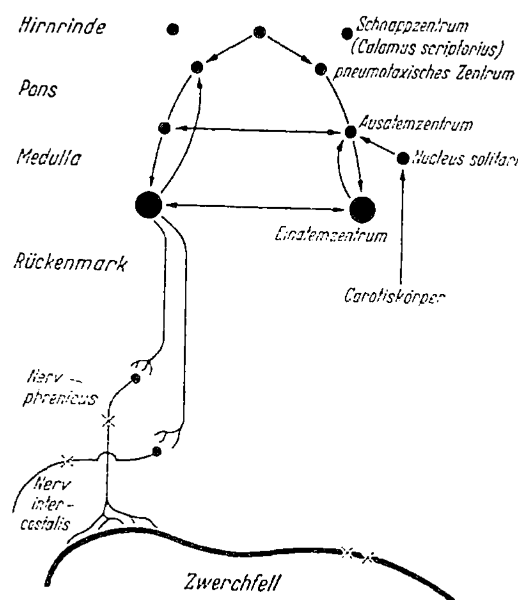

Abb. 7. Schematische Darstellung des Atemzentrums. × Ableitungsstelle der Aktionsströme vom N. phrenicusund Intercostalis. ×× Ableitungsstelle der Muskelaktionsströme vom Zwerchfell.

Die bisherigen Untersucher der Frage nach den Wirkungen der muskelerschlaffenden Mittel auf das Atemzentrum kamen nicht zu einheitlichen Ergebnissen (Tabelle 16, S. 369).

a) *Bei direkter Aufbringung* auf das Zentralnervensystem durch intrathekale, suboccipitale oder intraventriculäre Injektion führen Curare, Dekamethonium, Flaxedil, Kalebassen-Curare, zunächst zu einer Erregung des Atem- und Kreislaufzentrums. Anschließend kommt es zu einer irreversiblen letalen Depression (Kahlson u. Peil, v. Euler, Salama u. Wright). Es ist umstritten, ob es sich bei diesen Wirkungen um (teilweise) unspezifische oder um spezifische Reiz- und Lähmungserscheinungen handelt (auch Penicillin führt z. B. bei direkter Aufbringung auf das Zentralnervensystem zu Krämpfen). Immerhin geben diese Versuche einige Hinweise.

b) *Bei subcutaner, i. m.* und *i. v. Zufuhr* muskelerschlaffender Mittel erreicht die Konzentration im Zentralnervensystem keine so hohen Werte, wie unter a) beschrieben. Trotzdem wurden auch hierbei Beeinflussungen des Atemzentrums beobachtet und von der peripheren Wirkung der Mittel abgegrenzt (Tabelle 16).

――――――
[1] Für tatkräftige Unterstützung bei der Planung und Durchführung dieser Versuche danke ich Herrn Prof. Dr. H. Schaefer (Direktor des Physiologischen Instituts der Universität Heidelberg) und seinen Mitarbeitern, Dozent Dr. H. Göpfert und Dr. W. Raule.

Wie im Tierexperiment sind auch die Beobachtungen am *Menschen* widersprechend: Während eine Reihe von Curaretodesfällen auf eine zentrale Depression der Atmung zurückgeführt wird (CHARLTON 1942, APGAR 1946, SALAMA 1948, SADOVE 1950, FOREGGER 1950, ZIMMERMANN 1951) oder auf eine Erschwerung der Atmung durch Bronchospasmus (WEST 1936, FREY, JUST u. v. LÜTTICHAU 1951), sprechen andere Autoren von einer Erregung des Atemzentrums auch bei

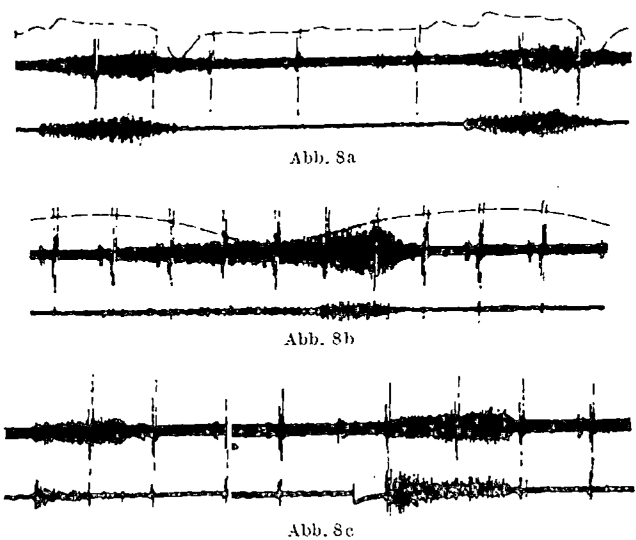

Abb. 8a

Abb. 8b

Abb. 8c

Abb. 8a—c. Die Wirkung der 3 Gruppen muskelerschlaffender Mittel auf die Muskelaktionsströme. Registriert sind von oben nach unten: Atmung, Elektroneurogramm des N. phrenicus (Einatmungsimpulse) und Elektromyogramm des Zwerchfells (Effekt der Phrenicus-Impulse). a Spontanatmung und Atmung nach Myanesin. b nach Dekamethonium. c nach Curarin.

intravenöser Zufuhr: So gab z. B. GRAY 1951 zwei Freiwilligen Pentothal. Dieses führte zu einer vorübergehenden zentralen Atemdepression. Wurde gleichzeitig Curare verabreicht, war diese Depression geringer. S. SMITH empfand im Selbstversuch nach 75 mg d-Tubocurarinchlorid als einzige zentrale Reaktion eine quälende Atemnot, obwohl die Sauerstoffbeatmung unverändert durchgeführt wurde.

Über die zentralen Wirkungen der in jüngster Zeit neu entwickelten *synthetischen* Muskelrelaxantien, insbesondere ihre Wirkungen auf das Atemzentrum, sind in der uns zugänglichen Literatur keine Mitteilungen enthalten. Unsere an anderer Stelle bereits im einzelnen mitgeteilten Versuche (R. FREY, H. GÖPFERT u. W. RAULE 1952) hatten folgendes Ergebnis:

Tritt nach Injektion muskelerschlaffender Mittel ein zentraler Atemstillstand oder eine zentrale Atemdepression ein, so können hierfür folgende, völlig wesensverschiedene Gründe bestehen:

1. Der Patient kann *hyperventiliert* sein. In diesem Falle sind die aus der Lunge kommenden afferenten Impulse zu gering, um das Atemzentrum zu erregen; die alveoläre CO_2-Spannung liegt in diesem Falle unter dem Apnoepunkt. Bei dieser reversiblen Apnoe kommt die Atmung auch spontan wieder in Gang, wenn die Hyperventilation unterbrochen wird.

2. Der Pat. ist durch eine zu geringe künstliche Atmung soweit *hypoxisch* geworden, daß das Atemzentrum nicht mehr ausreichend mit Sauerstoff versorgt wird und dadurch seine Tätigkeit einstellt. In diesem Falle steigt die alveolare CO_2 auf extrem hohe Werte an (in unseren Tierversuchen wurden über 9% gemessen!).

3. Das Atemzentrum kann bei höheren Dosen und abnormer Empfindlichkeit (vielleicht identisch mit abnormer Permeabilität der Bluthirnschranke) durch die *muskelerschlaffenden Mittel* selbst oder durch die Begleitnarkose in einen Zustand der *Depression* versetzt sein.

Klinisch wichtig ist somit die richtige Beurteilung der künstlichen Beatmung. Insbesondere, wenn die natürliche Atmung nach Ende der Operation wieder in Gang gesetzt werden soll, ist die obige dreifache Möglichkeit einer Apnoe zu bedenken. Die hypoxische Apnoe (Nr. 2) und die Apnoe durch medikamentöse zentrale Depression (Nr. 3) sind spontan nicht reversibel. Rettung ist nur durch sofort einsetzende kräftige Beatmung möglich (vgl. Abb. 9).

Die fortlaufende Beobachtung des *Kreislaufes*, insbesondere der peripheren Blutdruckverhältnisse, kann bei der Beurteilung eine gewisse Hilfe bieten. Die

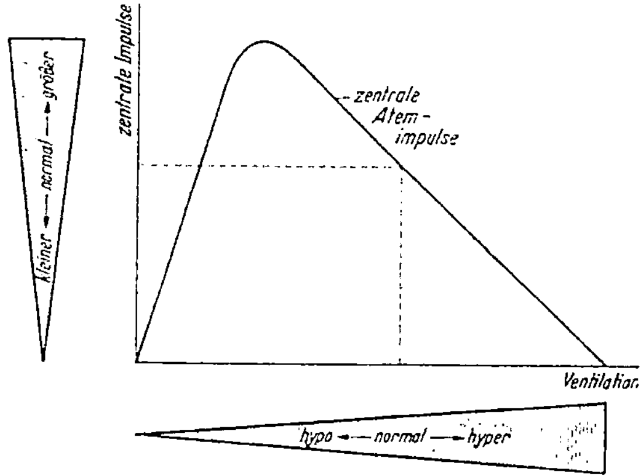

Abb. 9. Schematische Darstellung der Wirkung der Hypo- und Hyperventilation auf die Größe der zentralen Atemimpulse. Eine Apnoe kann sowohl durch Hyper- als auch durch Hypoventilation bewirkt werden.

beste und sicherste Kontrolle jedoch ist die Messung der alveolaren CO_2-Konzentration, welche heute durch die einfachen und nicht zu kostspieligen elektrischen Meßgeräte bewerkstelligt werden kann (z. B. mit Hilfe des tragbaren CO_2-Messers der Firma Hartmann & Braun oder des „Carbovisors" von Brinkmann).

Die Applikation von zentralen Excitantien, z. B. Lobelin, sollte erst dann erwogen werden, wenn Klarheit über die peripheren Atemverhältnisse besteht. Denn eine solche pharmakologische Erregung allein hat keinen Sinn, wenn die äußeren Bedingungen für die Atmung grob entstellt bleiben.

Im täglichen klinischen Betrieb ist die fortlaufende Messung der Alveolar-CO_2 nur selten möglich. Auch die Kreislaufverhältnisse bieten nur einen groben Anhaltspunkt. Vom Anästhesisten muß deshalb verlangt werden, daß er die von ihm angewendeten muskelerschlaffenden Mittel genau kennt, auch hinsichtlich ihrer Nebenwirkungen und ihrer zentralen Wirkung. Er muß diese Wirkungen abtrennen können von den Effekten des Mangels oder Überschusses an Sauerstoff oder Kohlensäure. Diese Forderungen erfüllt selbstverständlich nur ein spezialisierter Arzt, der sich der Anästhesiologie als Lebensberuf gewidmet hat. Der Anästhesist — und nur dieser — ist in der Lage, unnötige Gefahren für die narkotisierten Kranken zu vermeiden.

Entsprechend den früheren Beobachtungen stellten auch wir fest, daß nach Curare speziell die Tetanisierbarkeit des Muskels leidet, das heißt, daß von einer Impulsserie des Nerven evtl. der erste oder die ersten noch Muskelkontraktionen bewirken, während den folgenden eine Kontraktionswirkung abgeht. Dieser Effekt, der die charakteristische Keilform im Elektromyogramm unserer Kurven (Abb. 8c) hervorrief, erklärt die Bewegungsunfähigkeit der Gliedmaßen zu einem Zeitpunkt, an dem vielleicht elektrische Einzelreize des Nerven noch zu muskulären Zuckungen führen. Manche Widersprüche der Literatur (Kontroverse Paton-Unna) dürften hierdurch ihre Erklärung finden.

Für den Chirurgen ist wichtig, daß die *tonische* Innervation der Muskeln im Operationsfeld nachläßt; d. h. gerade die Dauerimpulse der Muskulatur müssen

Tabelle 9. *Selbstversuche mit muskelerschlaffenden Mitteln.*

Versuchsperson		Mittel, Dosis und Injektionsgeschwindigkeit	Wirkung
PRESCOTT	1946	d-Tubocurarin, 30 mg rasch (1 min)	Atemnot, nach 5 min Bewußtseinsverlust, Hypoxie, rasches Erwachen nach Sauerstoffbeatmung.
HÜGIN	1947	d-Tubocurarin, 10 mg langsam (8 min)	Angenehmes Ermüdungsgefühl.
HEUSCHER u. SCHOELLY	1948	Parpanit 12—33 mg	Atemnot, Visustrübung, Unmöglichkeit zu Fixieren. Grobe Kraft kaum verändert, Wärmewallungen.
SMITH	1948	Intocostrin 500 Einheiten (ca. 75 mg Curarin) langsam (40 min)	Völlige periphere Lähmung. Bei Sauerstoffbeatmung Bewußtsein, Merkfähigkeit, Sensibilität, unbeeinflußt, Müdigkeit 6 Std.
MOSER	1949	d-Tubocurarin 15 mg langsam	Mimische Zuckungen, Tremor. Antriebsarmut, Lethargie. Periphere Lähmung mit Ausnahme des Zwerchfells.
UNNA PELIKAN MACFARLANE CAZORT SADOVE NELSON	1950	d-Tubocurarin 9,45 mg Dimethyl-Tubocurarin 3,98 mg Flaxedil 48,53 mg Dekamethonium 2,24 mg (langsam 90 sec)	Wirkungsäquivalente Dosen, setzen die Greifkraft um 95% herab.
GNÜCHTEL	1950	d-Tubocurarin 45 mg langsam	komplette periphere Lähmung. Biomotorbeatmung.
FREY JUST SIGWART	1950	d-Tubocurarin 10 mg d-Tubocurarin 12 mg d-Tubocurarin 15 mg jeweils 0,17 mg/kg schnell (10 sec)	Wärmewallung zum Kopf. Tränen- und Speichelsekretion, geringer Anstieg von Puls und Blutdruck, Müdigkeit. Bei vorgehaltenem Kiefer Atmung spontan möglich. Rasches An- und Abfluten der Wirkung
LANGGÄRTNER	1951	d-Tubocurarin 0,15 mg/kg	Wirkungsmaximum nach 3—4 min. Nach 10 min Abklingen. Für Stunden Müdigkeit.
GYCHA	1952	Guajacol-Glycerinäther 0,5 — 1,5 g	Hitzegefühl, Gefühlsstörungen wie abgestorben kurze Wadenspasmen, Kopfdruck, Ohrensausen, Apathie. Keine Atemnot. Nach 25 min langsames Abklingen.
FREY	1952	Belladonninbromäthylat 7 mg	wie d-Tubocurarinchlorid (etwas kürzere Dauer).

zurückgehen. Die Mittel der Curaregruppe sind nach obigen Ausführungen für diesen Zweck durchaus geeignet, denn bei einer frequenten Dauerinnervation würde ja die Hemmung fortbestehen. Bezüglich der Dosierung darf man folgern, daß eine völlige Blockade der motorischen Endplatte praktisch nicht erforderlich ist; es genügt die stark wirksame Hemmung, welche sich bei einer frequenten Impulsserie geltend macht.

B. Selbstversuche am Menschen.

Die Wirkungen der muskelerschlaffenden Mittel divergieren bei den einzelnen Tierspezies derartig, daß Schlüsse von ihrer Wirkung am Tier auf ihre Wirkung am Menschen nur mit Vorbehalt gezogen werden können (UNNA). Die höheren

Säugetiere, insbesondere der Hund, können hinsichtlich ihrer Ansprechbarkeit auf muskelerschlaffende Mittel noch am ehesten mit dem Menschen verglichen werden (Abb. 18, S. 364). Tierexperimente erhalten jedoch dann klinische Bedeutung, wenn sie durch die Erfahrungen am Menschen bestätigt werden. Dies trifft für unsere Beobachtungen zu:

a) Vor der Anwendung am Pat. studierten wir die Wirkung der muskelerschlaffenden Mittel im *Selbstversuch*. Um die reine Curarewirkung festzustellen, verzichteten wir auf jede Prämedikation, Narkose oder sonstige Hilfe — solange dies ohne ernstlichen Schaden zu ertragen war. Diese Selbstversuche erwiesen sich als besonders wertvoll, da sie dem wachen Beobachter tiefe Einblicke in die Wirkung der zu untersuchenden Mittel gewähren. Wir konnten hierbei die Erfahrungen einer ganzen Reihe früherer Beobachter[1] (PREYER 1865, PRESSCOTT 1946, HÜGIN 1947, HEUSCHER u. SCHOELLY 1948, SMITH 1947, MOSER 1949, UNNA und Mitarbeiter 1950, GNÜCHTEL 1950) ergänzen und erweitern, sowie die uns am zweckmäßigsten dünkende Dosis ausfindig machen. Von im ganzen 7 Selbstversuchen[2] soll ein charakteristisches Protokoll angeführt werden:

Die Vp. erhält 10 mg (0,17 mg/kg) d-Tubocurarinchlorid, binnen 2 sec i. v. Die rasche Injektion wurde gewählt, um festzustellen, ob der hierdurch erzielte hohe Initialblutspiegel (nach PITTINGER u. CULLEN 8—10 γ Curarin pro cm³ Plasma) komplikationslos vertragen wird.

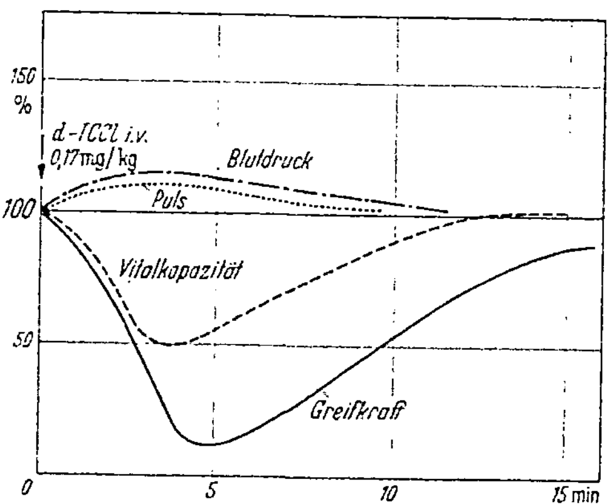

Abb. 10. Verlauf eines Curareselbstversuches mit graphischer Darstellung von Blutdruck, Puls, Vitalkapazität und Greifkraft. Normaler Ausgangswert vor der Curareinjektion = 100%.

2 min. Schwere der Augenlider, verschwommenes Sehen, Wärmewallung zum Kopf, leichte Benommenheit.

3 min. Die Augen fallen zu, der Kiefer wird schwer, kann nicht mehr gehalten werden. Tränensekretion, das Schlucken des Speichels ist erschwert; nach Halten des Kiefers ist die Atmung wieder frei. Apathie, das Interesse konzentriert sich auf die Atmung. Der Kontakt ist erschwert, mit Ausnahme des Gehörs; alle Geräusche sind laut. Sensibilität subjektiv herabgesetzt (objektiv nicht bestätigt). Bewegungsversuche ohne Kraft. Die Stimmung ähnelt einem leichten, nicht unangenehmen Rauschzustand mit Ataxie, Kraftlosigkeit, Schwindel und Introversion.

4 min. Die Willkürmotorik ist weitgehend eingeschränkt mit Ausnahme der Interkostal- und Zwerchfellmuskulatur. Sprechen und Schlucken sind nicht mehr möglich. Trotz Kieferhalten ist die Atmung durch Erschlaffung der Pharynxmuskulatur und Speichelfluß schnarchend.

5 min. Die Wirkung hat ihren Höhepunkt bereits überschritten. Die Wärmewallungen haben aufgehört.

6 min. Keine Beeinträchtigung der Atmung mehr. Die Benommenheit geht zurück. Der Kontakt mit der Umgebung wird wieder aufgenommen. Sprechen und Zeichen sind möglich.

10 min. Der Kiefer kann noch nicht ganz selbst gehalten werden. Sonst ist subjektiv bei ruhigem Liegen keine Curarewirkung mehr festzustellen.

20 min. Die Ataxie ist verschwunden. Finger-, Nase- und Knie-Hackenversuch gelingen wieder.

40 min. Die Curarewirkung ist abgeklungen bis auf Erschwerung der Adaption und Convergenz. Leichtes Schwindelgefühl (nur bei offenen Augen). Aufstehen und Kniebeugen noch etwas schwankend möglich.

41 min. Nach Prostigmin 0,5 mg (1 cm³) Abklingen der restlichen Sehstörungen, der leichten Schwäche und des Schwindelgefühls binnen 20 sec. Keine Wirkung auf Bronchien oder Darm. Leichte Kopfschmerzen. Unfähigkeit zu konzentrierter Arbeit.

100 min. Die letzte Unsicherheit beim Gehen ist abgeklungen. Zustand wie nach einer körperlichen Anstrengung. Gehen und Radfahren (5 km) möglich.

200 min. Appetit und Schlaf gut. Keine Wirkung mehr feststellbar.

Interessant sind die Folgen der raschen Injektion: Das rasche An- und Abschwellen und der hohe, aber nur kurzfristige Wirkungsgipfel. Diese Beobachtungen stimmen überein mit

---

[1] Siehe Tabelle 9 und Abb. 10.

[2] Ich danke den Kollegen JUST, SIGWART und HEIL, die sich ebenfalls für diese Versuche zur Verfügung stellten.

den Untersuchungen PITTINGERS u. CULLENS: 6 min nach der Injektion von 15 mg Curarin ist der anfängliche hohe Blutspiegel (ca. 8 γ) bereits auf die Hälfte abgesunken, um schon nach 10 min den Schwellenwert von 3 γ zu unterschreiten, unterhalb dessen keine Beeinträchtigung der Atmung mehr vorhanden ist. Wir untersuchten gleichzeitig folgende Funktionen und kamen zu denselben Ergebnissen:

Vitalkapazität: sinkt von normal 5000 cm³ schon nach 3 min auf ihren tiefsten Wert (2400), um rasch und stetig wieder anzusteigen: nach 6 min auf 4100, nach 15 min auf den Ausgangswert von 5000.

Greifkraft (gemessen mit dem Erkameter): Die Wirkung ist im Vergleich zur Beeinträchtigung der Atmung stärker, tritt jedoch langsamer ein; von normal 48 kg sinkt die Kraft erst nach 5 min auf ihren tiefsten Wert (4 kg), ist nach 10 min wieder auf 15 kg, nach 20 min auf 30 kg angestiegen.

Die *Pulsfrequenz* stieg von vorher 60 pro min 3 min nach der Injektion auf den Höchstwert von 88 Schlägen in der Minute. Nach 15 min war sie wieder zum Ausgangswert abgefallen. Der Blutdruck verhielt sich ähnlich: er stieg von 115/70 nach 4 min auf 135/80 und war nach 10 min wieder auf 120/75 abgefallen. Diese geringfügige Reizung des Kreislaufzentrums wurde von SALAMA auch bei direkter Injektion des Curare in den 4. Ventrikel gefunden.

Weitere Selbstversuche mit Injektion von jeweils 0,17 mg/kg Curarin ergaben übereinstimmende Bilder. Bei synthetischen Mitteln der Curaregruppe war die Blutdrucksteigerung ausgeprägter.

C. Klinische Beobachtungen.

Die im folgenden mitgeteilten Erfahrungen gründen sich auf eigene Beobachtungen an der Chirurgischen Universitätsklinik Heidelberg (über 3000 Anwendungen muskelerschlaffender Mittel bei der Narkose, Fraktur- und Luxationsbehandlung, sowie in der Neurologie und Neuro-Chirurgie), Psychiatrischen und Neurologischen Universitätsklinik Heidelberg (über 2000 Curareanwendungen beim Elektroschock und schwererregten Kranken), sowie einer Reihe führender amerikanischer, französischer und schweizerischer Kliniken bei einem zusammen über 1 jährigen Studienaufenthalt auf den Abteilungen der verschiedensten Spezialitäten[1].

1. In der Anästhesiologie und Chirurgie. Einst mußte der Narkotiseur mit nur einem Mittel (in Deutschland am häufigsten Chloroform, seit 1900 Äther) die für die Operation erforderliche Muskelerschlaffung erzielen und den Kranken hierfür in eine tiefe toxische Narkose versetzen. Der Anästhesist von heute hat die drei Faktoren, welche die Narkose für operative Zwecke ausmachen, getrennt in der Hand:

a) den Schlaf erzielt er mit Hypnoticis (meist ultrakurzwirkende Barbiturate, wie Evipan oder Pentothal = Trapanal, seltener Avertin),

b) die *Schmerzfreiheit* mit Analgeticis (meist einer Kombination aus Morphin oder Dolantin mit Lachgas, seltener mit Äther-Sauerstoff-Gemischen),

c) die *Muskelerschlaffung* mit Relaxantien (je nach Indikation aus der Curare-, Dekamethonium- oder Myanesingruppe).

Die Anwendung der Relaxantien bewirkt demnach heute die Muskelerschlaffung (die der ganglienblockierenden Mittel erforderlichenfalls auch die Blutdrucksenkung), die früher einzig durch eine toxische Narkose mit allen ihren schädlichen Folgen für den Kranken erzielbar war. 30 min einer alten Avertin-Äther-Luftnarkose in der dritten Stufe des Toleranzstadiums nach GUEDEL schädigen den Kranken *mehr* und bringen ihn dem toxischen Schock näher, als 3 Std einer kunstgerechten modernen Evipan-Curare-Lachgasnarkose.

Dieser Fortschritt muß allerdings durch harte Arbeit verdient werden: er ist an das Vorhandensein einer gut funktionierenden Anästhesistengruppe (Schilderung s. R. FREY 1951) und Blutbank (s. K. H. BAUER 1952) gebunden, sowie an sorgfältige Vor- und Nachbetreuung durch speziell geschulte Pflegerinnen in Spezialräumen (Postanästhesieraum, Wachstation). Der mit der Hebung des

[1] Für die großzügige Ermutigung und Unterstützung dieser Untersuchungen und für wertvolle Hinweise danke ich den Herren Professoren K. H. BAUER, Heidelberg, H. K. BEECHER, Boston, W. HÜGIN, Basel, E. KERN, Paris, M. LIVINGSTONE, Chicago, J. LUNDY, Rochester, R. MACINTOSH, Oxford, C. OEHME, Heidelberg, B. ROBBINS, Nashville, H. RUTH, Philadelphia, K. SCHNEIDER, Heidelberg, O. SCHÜRCH, Basel, P. VOGEL, Heidelberg.

Niveaus und der Zahl der Narkotiseure und des Pflegepersonals verbundene Mehr-
aufwand macht sich jedoch mehr als bezahlt durch die Senkung der Mortalität
(der einst gefürchtete „Exitus in tabula" ist eine Rarität geworden) und der
Krankheitsdauer, verbunden mit einer Besserung der Heilerfolge und der Heilungs-
aussichten. Die Erweiterung der Operationsindikationen durch diese modernen

Tabelle 10. *Indikationen der muskelerschlaffenden Mittel.*

Gruppe	Mittel	Dosis in mg	Indikation
Anorg. Stoffe	Magnesium	1000	Prämedikation, Sedierung, notfalls als Ersatz für Curare.
	Calcium	1000	Tetania thyreopriva. Alkalotische Tetanie. Hyperventilationstetanie.
Curare-Gruppe (Pachycurare, repolarisierende Relaxantien)	in wäßriger Lösung: dTCCl	10—30	Muskelerschlaffung für Operationen, Fraktur-Luxationseinrichtung.
	dimethyl dTCCl	3—10	Größere therapeutische Breite, kürzere Wirkung.
	Flaxedil	30—100	Asthmatiker, kurze Eingriffe.
	Mytolon	10—30	Ersatz für dTCCl.
	Belladonnin-bromaethylat	7—20	Ultrakurze Erschlaffung.
	dTCCl in Wachs	30—70	Krämpfe, bes. des tonischen Anteils der q. Muskulatur. Spastizität. Dyskinesien. Erregungszustände. Tetanus.
Dekamethonium-gruppe (Leptocurare, depolarisierende Relaxantien)	Dekamethonium	2—6	Muskelerschlaffung bei kurzen Eingriffen und Überempfindlichkeit gegenüber Curare. Spasmen und Krämpfe des tetanischen Anteiles der q. Muskulatur; insbes. beim Tetanus.
	Succinylcholin	50—100	Ultrakurze Erschlaffung.
Myanesingruppe (Rückenmark-wirksame Relaxantien)	Myanesin Cyarythan	500—1000	Größere therapeutische Breite, jedoch Gefahr der *Thrombose* und *Hämolyse*. Muskelerschlaffung bei Eingriffen im Unterbauch und an den Extremitäten.
	Guajokolglycerin-äther	500—1000	Wie Myanesin, Hämolyse- und Thrombosegefahr geringer.
	Byk MI Tabletten per os	3000—6000	Extrapyramidale Hyper-, Para- und Dyskinesien. Tonische u. motorische Erregungszustände bei Geisteskrankheiten. Tetanus.

Narkoseverfahren wurde an anderer Stelle geschildert (FREY u. JUST 1951). So
führte die breite praktische Anwendung der muskelerschlaffenden Mittel zu einer
Weiterentwicklung der Wissenschaft und Kunst der Narkose zu einem besonderen
Fachgebiet, der Anästhesiologie. Der heute ohne genügende Ausbildung und Übung
und ohne entsprechende apparatmäßige und medikamentöse Ausrüstung Curare
spritzende Arzt gefährdet das Leben seiner Patienten unnötig. Denn nicht die muskelerschlaffenden Mittel sind, wie die Erfahrung gezeigt hat, gefährlich, sondern
die Art ihrer Anwendung. Ein Vergleich der Wirkung der wichtigsten klinisch verwendeten muskelerschlaffenden Mittel mit dem als Standard dienenden d-Tubocurarinchlorid erfolgte auf dem Münchner Kongress 1952 (R. FREY: Anästhesist 1, 10).

1948—1953 wurde Curare an der Chirurgischen Universitätsklinik Heidelberg über 3000mal bei mittleren und großchirurgischen Eingriffen und bei der Einrichtung von Frakturen und Luxationen benutzt[1]. Die Narkose konnte hierdurch in nicht toxischen oberflächlichen Stadien gehalten werden, so daß selbst hinfällige Kranke große, früher nicht denkbare Eingriffe komplikationslos überstanden und unmittelbar bei der Ankunft im Krankenzimmer ohne den früher üblichen Narkosekater erwachten (FREY u. JUST). Bei jeder Curare-Anwendung wurde Protokoll geführt über Dosis, Blutdruck, Puls, Atmung usw.[2]. Trotz großer Dosen von durchschnittlich 30 mg, maximal 80 mg (bei der Elektrokrampfbehandlung wurden durchschnittlich nur 12 mg gegeben), führte die Curare-Anwendung als solche in keinem Fall zu einer tödlichen Komplikation. Folgende *Schwierigkeiten* wurden sämtlich *folgenlos* überwunden:

1 Laryngo- und *Bronchospasmus* bei einem Asthmatiker (wäre durch höhere Atropingabe vermeidbar gewesen), überwunden durch intratracheale Intubation in extremis, Wiederbelebung durch Sauerstoffbeatmung, intracardiale Adrenalin-Novocain-Injektion.

5 Bronchospasmen. Ursache: 1mal ein zu stark aufgeblasener Abdichtungsballon, 4mal Asthmaneigung. Behandlung: Beatmung mit reinem Sauerstoff, Absaugung, Atropin, Aludrin, Antihistaminica, Novocain, Papaverin (FREY, JUST u. v. LÜTTICHAU).

2 verlängerten Atemdepressionen nach extrem großen Curaredosen (50 und 80 mg = 1 mg/kg) Behandlung: Sauerstoffbeatmung für 50 min.

Während in der Anfangszeit der Curare-Ära aus Sicherheitsgründen vor Beginn der Curare-Anwendung intratracheal intubiert wurde (meist in Lokalanästhesie), um Curare anwenden zu können, geben wir heute ein Muskelrelaxans, um rasch und leicht zu intubieren — ein Verfahren, das nur in den Händen des geübten Anästhesisten gefahrlos ist.

Die psychische Beruhigung des Pat. durch einen Besuch des Anästhesisten am Vortag der Operation versteht sich von selbst.

Nach gründlicher Prämedikation mit einem Hypnoticum (spät am Vorabend der Operation oder in der Morgenfrühe 0,2 g Luminal), einem Analgeticum (meist 15 mg Morphin oder 100 mg Dolantin) und einem Vagolyticum (meist 1 mg Atropin)[3], die mindestens 60 min vor Operationsbeginn subcutan verabreicht werden, beginnen wir die Narkose an dem bereits schläfrigen Pat. gern im Vorbereitungsraum, um ihm störende optische und akustische Eindrücke zu ersparen. Die für die Injektion der Narkotica verwendete Nadel bleibt grundsätzlich gleich i. v. liegen und wird durch einen Mandrin oder eine Dauertropfinfusion offengehalten.

Das Bewußtsein des Kranken wird durch eine Testdosis (0,1 g) eines ultrakurzwirkenden Barbitursäure-Präparates (Evipan, Pentothal bzw. Trapanal oder Eunarcon) ausgeschaltet. Die Wirkung dieser Testdosis läßt sich in 3 Stufen einteilen (E. KERN):

I. Schwache Wirkung: leichte Trübung des Bewußtseins.

II. Mittelstarke Wirkung: ruhiges Einschlafen.

III. Starke Wirkung: rasches Einschlafen und kurzfristiger Atemstillstand von 10—20 sec Dauer.

Aus der Wirkung der Testdosis wird auf die individuelle Empfindlichkeit des Pat. geschlossen.

Sofort anschließend wird die Curare-Testdosis (6 mg d-Tubocurarinchlorid oder das Wirkungsäquivalent eines anderen muskelerschlaffenden Mittels) injiziert. Die nun erforderliche Beobachtungszeit von 3 min wird für das „Aufladen" des Patienten mit reinem Sauerstoff benutzt. Besteht keine Überempfindlichkeit gegenüber Curare und keine Beeinträchtigung der Atmung, wird jetzt die für den Kranken errechnete Curaredosis (1 mg pro 10 Pfd. Körpergewicht, bei muskelkräftigen Patienten mehr, jedoch nicht mehr als insgesamt 30 mg) langsam (1 min) injiziert, ergänzt durch weitere Evipangaben, falls der Kranke das Bewußtsein inzwischen wiedererlangt haben sollte. Die Sauerstoffatmung wird ununterbrochen fortgesetzt.

---

[1] Die statistische Bearbeitung dieser Fälle s. R. FREY, O. JUST, E. v. LÜTTICHAU und A. WÜRTZ 1952.

[2] Siehe Abb. 15.

[3] Hierzu treten neuerdings die Antihistaminica.

Erreicht die Curarelähmung nach 3 min. ihren Höhepunkt, erhält der Kranke je nach individueller Empfindlichkeit 0,3—0,6 g Barbiturat i. v., um durch tiefe Narkose („Evipanschock") zusätzlich zur Curareerschlaffung eine Ausschaltung sämtlicher eventuell noch störender Reflexe zu erreichen. Dieser Zustand völliger Regungslosigkeit, Erschlaffung und Entspannung wird normalerweise ohne Störung und ohne Cyanose 60 sec lang gut vertragen, weil durch die fehlende Muskelarbeit der Grundumsatz und damit der Sauerstoffverbrauch niedrig sind. Dieser Zeitraum ist für den Geübten mehr als genügend, einen intratrachealen Tubus einzuführen, mit dem Narkoseapparat zu verbinden und durch zunächst kontrollierte, nach einigen Minuten, wenn die spontane Atemtätigkeit wieder einsetzt, assistierte Beatmung mit reinem Sauerstoff den Gasaustausch des Kranken in physiologischen Grenzen zu halten. Die Intubation ist unter diesen Umständen ein einfacher und atraumatischer Vorgang.

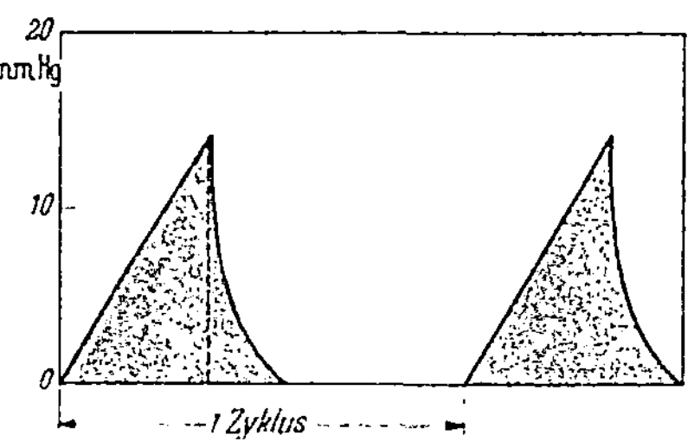

Abb. 11. Schematische Darstellung der kontrollierten Atmung.

Bei oraler Intubation geben wir dem Tubus durch einen entsprechend gebogenen Kupferdraht mit Arretierungsvorrichtung die nötige Krümmung und Starre. Bei nasalem Vorgehen führen wir die Spitze des Tubus mit einer Faßzange zwischen die Stimmbänder. Hierdurch ist die erwünschte „Intubation im Handumdrehen" sicher und atraumatisch gewährleistet. 7 min nach Beginn der Narkose ist der Kranke operationsfertig.

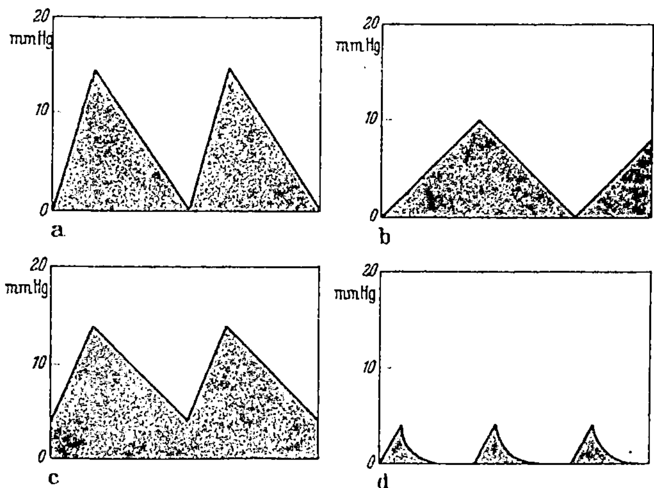

Abb. 12 a—d. Schematische Darstellung der bei kontrollierter Atmung häufig gemachten Fehler. a zu langsame Exspiration, b zu langsame In- und Exspiration, c zu langsame und unvollständige Exspiration, d zu kleine Atemexkursionen (Hypoventilation).

So großzügig die Curaredosierung zu Beginn der Anästhesie gehandhabt wird, so vorsichtig und zurückhaltend sind wir mit der Nachinjektion von Curare in der letzten halben Stunde der Operation.

Die **Atmung** wird, solange eine stärkere Curarisierung besteht, assistiert, notfalls kontrolliert, um den Kranken in einem möglichst physiologischen Zustand zu halten (WATROUS 1950). Wir unterscheiden:

a) *Assistierte Atmung* (unterstützte Atmung, kompensierte Atmung). Intermittierender manueller Druck auf den Atembeutel während der Inspirationsphase, synchron mit den Atembewegungen des Pat. Diese Methode wird angewendet bei *Atemdepressionen* durch

1. ein Narkotikum,
2. ein Relaxans,
3. ungünstige Lagerung (Bauch. Seite, Trendelenburgsche Lagerung),
4. ungünstige Bedingungen infolge der Operation (offener Thorax, offenes Zwerchfell. Mediastinalflattern usw.),
5. eine Kombination mehrerer der unter 1—4 genannten Möglichkeiten.

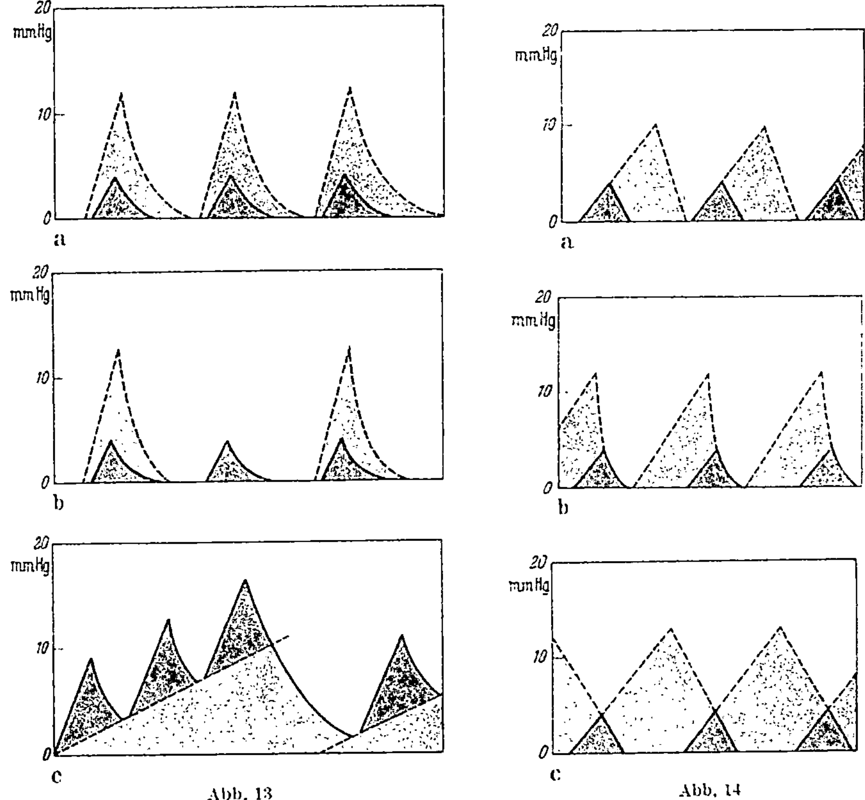

Abb. 13   Abb. 14

Abb. 13 a—c. Schematische Darstellung der assistierten Atmung.
———— Rest der Spontanatmung. ------- Zusätzliche manuelle Unterstützung der Atmung.

Abb. 14 a—c. Schematische Darstellung der bei assistierter Atmung häufig gemachten Fehler. a die Unterstützung kommt zu spät, b die Unterstützung kommt zu früh, c die Unterstützung arbeitet nicht synchron, sondern antagonistisch. Weitere Fehler siehe Abb. 12.

Abb. 13 zeigt verschiedene Methoden der kunstgerechten assistierten Beatmung, Abb. 14 einige häufig gemachte Fehler. Die assistierte Atmung halten wir für indiziert:
1. zum Ausgleich einer Acidose,
2. bei Anwendung muskelerschlaffender Mittel,
3. bei ungünstiger Lagerung,
4. wenn die Dosis an Anästheticis möglichst klein gehalten werden soll,
5. bei Lungeninsuffizienz,
6. zur Behandlung des Lungenödems,
7. bei sonstwie insuffizienter Atmung.

b) *Kontrollierte Atmung.* Vollständige Übernahme der Atmung durch den Narkotiseur, nicht nur hinsichtlich Amplitude, sondern auch hinsichtlich Frequenz. Dient insbesondere zur Erleichterung der Arbeit des Chirurgen im Bereich der Thoraxhöhle und des Zwerchfells. Die hierzu erforderliche Apnoe kann erreicht werden durch:
1. tiefe Narkose mit Äther (GUEDEL 1934), Cyclopropan oder Barbiturat (das Atemzentrum spricht auf CO_2 nicht mehr an),
2. Hyperventilation (die artefizielle Alkalose durch Abrauchung der Kohlensäure beseitigt den physiologischen Reiz für das Atemzentrum),

3. muskelerschlaffende Mittel in höherer Dosis bewirken eine periphere Atemlähmung (nur unter pathologischen Umständen auch eine zentrale Atemdepression),

4. die Ausschaltung des Hering-Breuer-Reflexes mittels Aufblähung der Lungen kann temporär die Atembewegungen aufheben. In Abb. 11 und 12 ist die kunstgerechte Durchführung der kontrollierten Beatmung den häufig gemachten Fehlern gegenüber gestellt.

Die kontrollierte Atmung halten wir für indiziert (wobei wir so bald wie möglich wieder auf die assistierte Atmung übergehen) bei:

1. Oberbauch- und Thorax-Operationen, wenn die Operationsbedingungen durch Ruhigstellung des Zwerchfells verbessert werden, vor allem bei Eingriffen am Lungenhilus, Zwerchfell, transthoracalen Laparotomien, Herzoperationen, endobronchialer Narkose, zeitweise bei allen offenen Thoraxoperationen.

2. Wenn die Einleitung der Narkose beschleunigt werden muß.

3. Vor Röntgenaufnahmen zur Erzielung einer apnoischen Phase während der Aufnahme.

Die Vorteile dieses Vorgehens (ideale Ruhigstellung, vollkommener Gasaustausch) verstehen sich von selbst. Wir möchten es auch als Vorteil verzeichnen, daß die kunstgerechte Durchführung dieser Methoden die Heranbildung von Narkosespezialisten erforderlich macht.

Denn Nachteile bei der Anwendung durch Ungeübte sind unter anderem:

1. Gefahr der Alveolar-Ruptur durch zu hohen Druck.

2. Alkalose durch zu langdauernde Hyperventilation.

3. Verringerung des venösen Rückflusses zum Herzen und damit der Herzleistung durch erhöhten intrathoracalen Druck (nicht vollständige Druckentlastung während der Exspiration) Da Ausatmung *und* Einatmung passiv sind, kommt es während der Inspiration zu einem unphysiologischen Druckanstieg im Thoraxinnern (normal: Druckabfall).

Prolongierte Apnoe, mehrfach als Todesursache nach Curareanwendung beschrieben, hatten wir nur zweimal (0,1 %) zu beobachten Gelegenheit: Beide Zwischenfälle waren durch extrem hohe Curaredosen (55 und 70 mg) bedingt und wurden durch konsequent durchgeführte Beatmung mit reinem Sauerstoff (30 und 50 min) ohne Folgen überwunden. DRIPPS (1951) sah derartige Zustände sowohl nach Curare, als auch nach Dekamethonium und Flaxedil. Er führt sie nicht auf die Wirkung der Mittel, sondern auf einen abnormen Blutkaliumspiegel zurück.

Außer dieser durch die Lähmung selbst bedingten Atemdepression rechnen wir in seltenen Fällen (0,5 %) auch mit einer Beeinträchtigung der Atmung durch Bronchospasmus. Bei Emphysematikern und Asthmatikern gaben wir deshalb prophylaktisch Antihistaminica, Atropin und Aludrin, erforderlichenfalls ergänzt durch Papaverin und Novocain (FREY, JUST u. v. LÜTTICHAU 1951).

Anders ist unser Vorgehen, wenn bei kurzen Eingriffen oder lediglich zur Einrichtung einer Fraktur oder Luxation die Kranken *nicht intubiert* werden. In diesem Fall geben wir sowohl Evipan, als auch Curare langsam cm³-weise nach Wirkung und lassen es garnicht zu einer stärkeren Atemdepression kommen.

In der letzten halben Stunde der Operation versuchen wir, ohne Nachinjektion von Barbituraten oder Curare auszukommen und halten den Kranken nur noch durch die assistierte Lachgas-Sauerstoffnarkose in Schlaf. Bei der letzten Hautnaht wird dann auf reinen Sauerstoff umgeschaltet und 1 cm³ Prostigmin s. c. und 1 cm³ Tensilon oder Pyridostigmin i. v. injiziert. Sind die Reflexe wiedergekehrt und die Atembewegungen adäquat, wird abgesaugt und extubiert. Wenige Sekunden oder Minuten später pflegen die Kranken ansprechbar zu sein. Sie werden im Nachbehandlungsraum weiter abgesaugt und erhalten 3—4 Ltr. Sauerstoff/min durch einen intrapharyngealen Katheter, bis sie ganz erwacht sind und sich zum Abhusten und Durchatmen anhalten lassen.

An zahlreichen ausländischen Kliniken in der Schweiz, Frankreich und den Vereinigten Staaten, die mir zu besuchen vergönnt war, fand ich keine grundsätzlichen Unterschiede zu diesem an der Heidelberger Klinik üblichen Verfahren (BOURNE 1947, CARBON, STOELTING u. CULLEN 1948). Denn dieses bietet die unschätzbaren Vorteile der schnellen Einleitung, leichten Intubation, fehlenden Explosionsgefahr und raschen Erholung. Das Vorgehen richtet sich andernorts bisher danach, ob die Narkose

1. von Ärzten selbst ausgeführt wird (z. B. in Paris und einer großen Zahl englischer, österreichischer, schwedischer, kanadischer und amerikanischer Kliniken) oder

2. von Schwestern unter der Aufsicht von Ärzten vorgenommen wird (z. B. in der Mayo-Klinik Rochester und am Bürgerspital Basel).

Im ersteren Fall pflegen größere Curaredosen verwendet zu werden und das Vorgehen mehr dem der Heidelberger Klinik zu ähneln, während im letzteren Fall kleinere Curaredosen gegeben

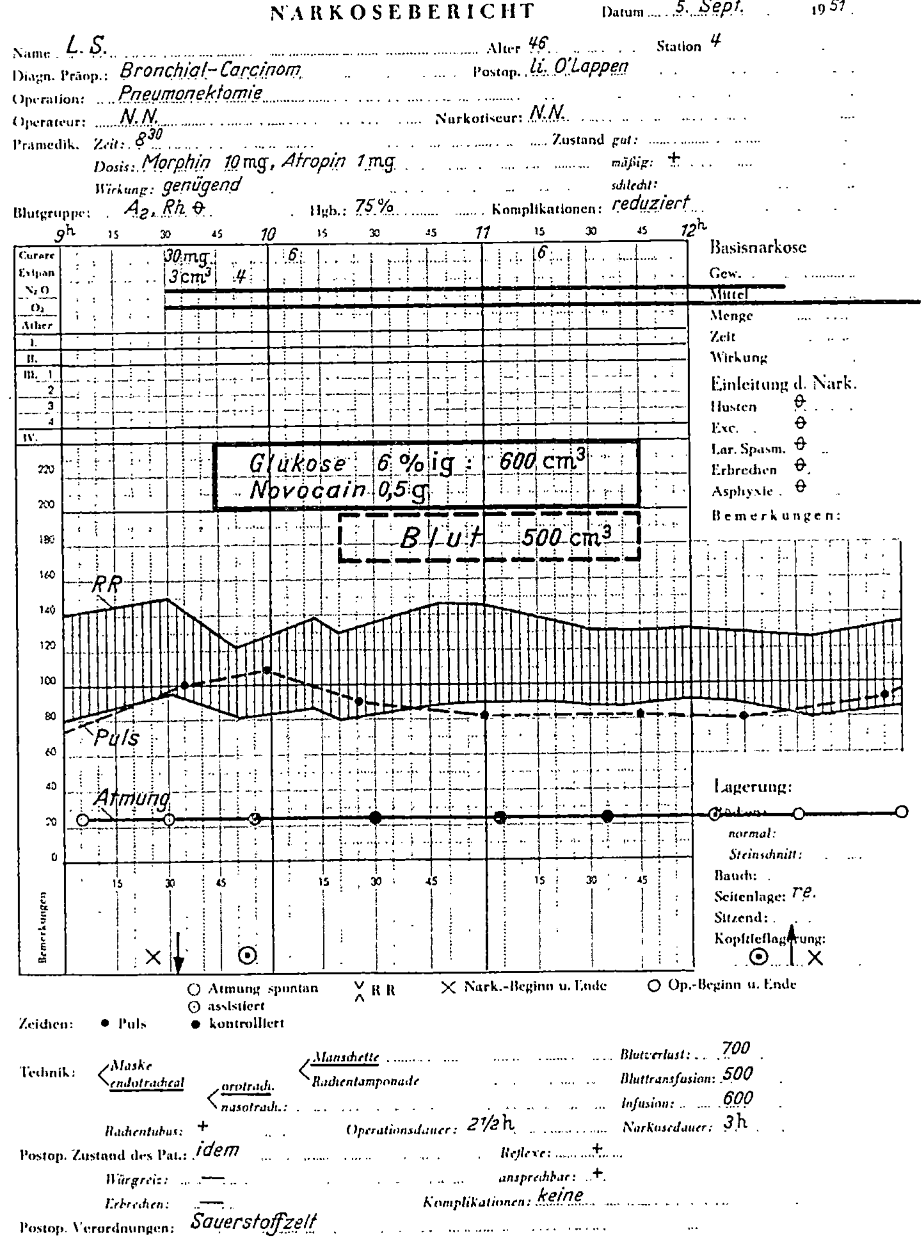

Abb. 15. Narkoseprotokoll bei Curareanwendung.

werden, die keine Ansprüche an kontrollierte oder assistierte Atmung stellen. Die nötige Ausschaltung der Rachenreflexe wird in diesem Fall durch ausgedehnte Oberflächen-Anästhesie des Kehlkopfeinganges oder Äthernarkose erreicht. Wo viel Zeit und Personal zur

Narkoseeinleitung vorhanden ist, wird teilweise ganz auf die muskelerschlaffenden Mittel verzichtet zugunsten einer Lachgas-Äther-Sauerstoffnarkose.

Während der Niederschrift dieser Arbeit hat folgendes von MAYRHOFER und von ZÜRN 1952 und von IRMER 1953 empfohlene Vorgehen zahlreiche Anhänger gefunden: Die Intubation wird unter Erschlaffung mit Succinylcholin (1 mg/kg) vorgenommen. Ist weitere Erschlaffung erforderlich, wird entweder laufend Succinylcholin in der Dauertropfinfussion zugeführt, oder (häufiger) Curarin nachinjiziert. Die Methode hat den Vorteil, daß die Kehlkopfmuskulatur gut entspannt zu sein pflegt und bei Mißlingen der Intubation die Spontanatmung meist bald (nach ca. 4 min) wieder in Gang kommt. Sie wird deshalb gerade von Unerfahrenen gerne geübt. Wir wenden sie dann gerne an, wenn nur eine kurzfristige Erschlaffung (Intubation für Hirnoperationen, Fraktureinrichtungen, Peritoneal-naht) notwendig ist. Sonst bleiben wir bei der oben geschilderten bewährten An-wendung von Curarin. Denn die kurz aufeinanderfolgende Injektion zweier Rela-xantien aus verschiedenen, sich gegenseitig antagonisierenden Gruppen (Curarin ist repolarisierend, Succinylcholin depolarisierend) verleitet zu einer unnötigen (und teuren) Polypragmasie: es werden mehr Relaxantien in höherer Dosierung injiziert als bei Anwendung nur eines Mittels.

Hohes Operationsrisiko oder Schock stellen keine Kontraindikation, sondern eher eine *Indikation* für die Curareanwendung dar: die Muskelentspannung sorgt für eine Herabsetzung des Sauerstoffbedarfs auf Grundumsatzwerte. Es sind höchstens Spuren von Äther oder Cyclopropan erforderlich. Die gute Steuerbar-keit der Narkose erlaubt ein rascheres Vorgehen. Deshalb und wegen des Fehlens unangenehmer Folgeerscheinungen ist die moderne Methode der Curareanwen-dung heute nicht nur beim Operateur, sondern auch beim Patienten beliebter, als die reine Äthernarkose alten Stils (OSTLERE 1947). Genau so, wie stärkste elek-trische Reize die Curarelähmung überwinden können, können allerdings stärkste operative Reize die vorher gute Muskelerschlaffung beseitigen. Dies muß bei der Dosierung berücksichtigt werden.

Die günstige Beeinflussung von *Myogelosen* rheumatischer Art, z. B. bei Lum-bago, Periarthritis, Spondylitis, und von Spasmen und Krämpfen der querge-streiften Muskulatur ist unten geschildert (s. Innere Medizin und Neurologie). Für diese Zwecke eignen sich die *Depot-Curare-Präparate*, die 8—24 Std wirken. Spasmen der quergestreiften Muskulatur infolge Trauma oder Entzündung wer-den durch diese protrahiert wirkenden Präparate genau so gelindert, wie Spasmen der glatten Muskulatur durch Atropin. FULLER (1950) wagte sogar, ambulanten Kranken Depot-Curare zu verabreichen—ohne Zwischenfälle. Selbst sonst therapie-resistenter Singultus kann durch Curare bisweilen beseitigt werden (Schwester BORROMEA 1945).

Der *Wundstarrkrampf* war mit die erste Erkrankung, bei der Curare zu thera-peutischen Zwecken angewendet wurde. Tabelle 11 gibt Aufschluß über die Ent-wicklung. Die Prognose des Tetanus hängt ab von der Dauer des Intervalls zwi-schen Infektion und

    a) den ersten Symptomen,

    b) der letzten aktiven oder ersten passiven Impfung.

Die Kranken können deshalb eingeteilt werden (F. LINDER 1950) in:

1. Schwerste Infektion mit kurzem Intervall von weniger als 3 Tagen: durch muskel-erschlaffende Mittel ist Linderung zu erzielen. Prognose trotzdem nahezu infaust.

2. Mittelschwere Infektion mit Intervall von 4 Tagen und länger: die muskelerschlaffenden Mittel gewinnen lebensrettende Bedeutung durch entscheidende Milderung der erschöpfenden Krämpfe. Vor der Tracheotomie darf nicht zurückgeschreckt werden, wenn Lungenkompli-kationen drohen.

3. Leichte Infektion mit Intervall von 2 Wochen und länger; oder wirksame Impfung bei Fällen mit kürzerem Intervall: Lebensrettung auch ohne muskelerschlaffende Mittel möglich. Diese gewähren jedoch wesentliche subjektive Erleichterung und verhüten die sonst häufigen Wirbelfrakturen.

Überblickt man die ersten hundert mit Curare behandelten Tetanusfälle, so sind die Ergebnisse enttäuschend (KILLIAN 1952): die nur kurze Erleichterung war mit der Gefahr der Atemdepression und Aspirationspneumonie erkauft.

Tabelle 11. *Die Anwendung muskelerschlaffender Mittel beim Tetanus.*

Autor	Jahr	Mittel	Bemerkungen
WELLS	1861	Rohcurare	3 Fälle.
BUSCH	1866	kristallinisiertes Curare v. PREYER	33 Fälle, 14 geheilt.
HOCHE	1894	Curare-Extrakt	4 Fälle, 1 geheilt.
COLE	1934		1 Fall geheilt.
MITCHELL	1935		10 Fälle, 1 geheilt.
WEST	1936		
CULLEN	1943	Intocostrin	5 Fälle, 4 geheilt.
ADRIANI u. OCHSNER	1947		
BELFRAGE	1947	Myanesin	
DAVISON	1949	Myanesin	Hämoglobinurie. Tod. 1 Fall.
WEED u. Mitarbeiter	1949	dTCCl i/Wachs	
BINGER	1950	dTCCl i/Erdnußöl	4 Fälle geheilt.
NEWHOUSE	1950	Myanesin	1. i.v. Hämoglobinurie — Tod; 2. per os Aspirationspneumonie-Tod.
BANDI	1951	Relaxil (Myanesin)	Durch Unterbrechung der Reflexbahnen im Rückenmark Abhusten ohne Reflexkrämpfe möglich.
KILLIAN	1951	dTCCl kein Curare	36 Fälle, 40% Letalität. 3312 Fälle, 51% Letalität.
FREY	1952	dTCCl i/Wachs	4 Fälle. Symptomatische Besserung, 2 geheilt.

Die Anwendung von Curare in Öl und Wachs (Depot-Curare) hat eine längerdauernde, ebenmäßigere und leichtere Erschlaffung zur Folge, als bei der früher verwendeten wässrigen Lösung. Die Erfolgsaussichten wurden hierdurch gebessert. Die Freihaltung der Atemwege (eventuell Tracheotomie), der i.v. Flüssigkeits- und Nahrungsersatz und die Chemoprophylaxe der Pneumonie haben die Mortalität weiter gesenkt, so daß die Prognose des Tetanus (Gruppe 2) heute besser ist, als je zuvor (BINGER 1950).

Unsere eigenen Erfahrungen erstrecken sich auf 4 Fälle der Gruppe 2. Sämtliche Kranken erhielten um 7 Uhr früh 60 mg (2 cm³) Wachs-Curarin i.m. Bereits nach 30—60 min erreichte die Wirkung ihren Höhepunkt: die vorher brettharten Muskeln lockerten sich, die Bauchdeckenspannung ließ nach. Die Kranken konnten besser durchatmen infolge des Nachlassens der schmerzhaften Muskelspannung, ja sogar aufsitzen, sprechen, essen und trinken und sich waschen. Sedativa waren in diesen Stunden nicht nötig. Die erschöpften Pat. fielen vielmehr in einen ihnen subjektiv angenehmen Erschlaffungszustand und schlummerten ein. Gegen Abend, wenn die Wirkung nachzulassen begann, gaben wir für die Nacht Avertin.

Diese Art des Vorgehens hat sich der reinen Behandlung mit Sedativis überlegen gezeigt. Das morgendliche Erwachen aus dem Schlaf, die verbesserte Beweglichkeit, Ernährung und Pflegemöglichkeit trugen zur Heilung wesentlich bei, so daß die beiden jüngeren Pat. (16 und 34 Jahre) gerettet werden konnten. 2 Greise (68 und 74 Jahre) mit schwerem Tetanus und kurzer Anamnese (7 und 9 Tage) erlagen jedoch, wenn auch erst am 9. und 12. Tage, ihren Lungenkomplikationen.

2. Neurochirurgie. Bei großen peripheren neurochirurgischen Eingriffen, die in Allgemeinnarkose ausgeführt werden sollen, hat sich die Curareanwendung bewährt, da die Narkose viel oberflächlicher gehalten werden kann. Bei Hirnoperationen wird die Lokalanästhesie neuerdings verdrängt durch die Barbiturat-N_2O-Narkose. Die Intubation erfolgt in Succinylcholin-Erschlaffung. Dieses Vorgehen ist nur dienlich, wenn ein erfahrener Anästhesist die Atmung überwacht, um die Kohlensäure zu eliminieren, den Blutdruck zu senken und damit die Blutung im Operationsgebiet einzuschränken. Der bei akuter Hirndrucksteigerung usw. nicht seltene Atemstillstand wird durch intratracheale Intubation und Sauerstoffbeatmung überbrückt. Hierdurch wird Zeit zur Dekompression gewonnen. Die Erleichterung des operativen Vorgehens bei blutreichen Hirntumoren und die günstige Beeinflussung des postoperativen Verlaufes durch die kontrollierte Hypotension mittels ganglienblockierenden Mitteln wurde auf dem Deutschen Chirurgenkongreß 1952 und 1953 herausgestellt (FREY, HAID, JUST, KUCHER und STEINBEREITHNER, LOEW, LINDER, KERN, ZUCKSCHWERDT, zusammen 1200 Fälle). Eigene Erfahrungen an 34 Fällen bestätigen diese Ergebnisse.

3. Kieferchirurgie. Die (meist nasale) Einführung eines intratrachealen Tubus erlaubt die Entfernung des Narkotiseurs vom Operationsfeld und einen freien Zugang zum gesamten Mund- und Kieferbereich. In den anglo-amerikanischen Ländern, in denen die Patienten von jeher die Allgemeinnarkose einer Lokalanästhesie vorziehen, werden größere Eingriffe im Mund- und Kieferbereich gewöhnlich in Barbiturat-Curare-Intubationsnarkose durchgeführt, die mit Lachgas unterhalten wird. Durch Abstopfung des Rachens wird die Aspiration von Blut, Schleim oder Eiter verhindert.

4. Orthopädie. Für zahlreiche orthopädische Eingriffe, besonders für die Knochenchirurgie, ist Muskelerschlaffung unerläßlich. Während diese früher durch Äthernarkose erreicht wurde, hat sich an den führenden Kliniken (es sei hier nur das LANGEsche Versorgungskrankenhaus in Tölz, das Centre national de Chirurgie reconstructive in Paris und die Abteilung für orthopädische Chirurgie der MAYO-KLINIK erwähnt), die schonendere Barbiturat-Lachgas-Narkose eingebürgert. Das zusätzlich gegebene Curare erlaubt jeden gewünschten Grad der Erschlaffung. Bei bescheideneren Ansprüchen genügen auch die Guajacol-Glycerinäther, die zwar keine vollkommene Muskelerschlaffung herbeiführen, dafür aber auch die Atmung nicht deprimieren.

Bei akuten Verletzungen und Frakturen, besonders auch nach stumpfen Traumen, ist ein großer Teil der Schmerzen durch einen reflektorischen Spasmus der betroffenen Muskulatur bedingt. Die Depot-Curare-Präparate haben bei derartigen Spasmen der quergestreiften Muskulatur einen ähnlichen schmerzstillenden Effekt, wie Atropin bei Spasmen der glatten Muskulatur. Hierdurch können Opiate eingespart werden. Während der Periode der Muskelerschlaffung können Massage, orthopädische Manipulationen (Gipsverband, Bandagierung) und physikalische Therapie leichter und mit geringeren Beschwerden für den Kranken durchgeführt werden (BENNET 1942, FULLER 1950).

5. Geburtshilfe. Bei Schnittentbindungen erhebt sich die Frage, ob nicht durch Curareanwendung auch der Fetus soweit gelähmt wird, daß eine störende periphere Atemdepression eintritt. Dies ist nur zu erwarten, wenn die Placentarschranke von Curare in nennenswerten Mengen und rasch durchschritten wird. Glücklicherweise ist das nicht der Fall: nur ein längerdauernder hoher Curareblutspiegel führt zu klinisch bedeutungsvollen Curare-Übertritten in den Fetus (WHITACRE 1948). Bei einmaliger Curare-Injektion von 20 mg d-Tubocurarinchlorid ist jedoch der Curare-Plasmaspiegel der Mutter bereits nach 6 min auf die Hälfte, nach 10 min auf unterschwellige, die Atmung nicht mehr beeinträchtigende Werte abgefallen (PITTINGER u. CULLEN 1951). Wie hundertfältige Erfahrungen gezeigt haben, genügt diese kurze Zeit nicht, soviel Curare in den fetalen Kreislauf übergehen zu lassen, daß ein wirksamer Blutspiegel erreicht wird. Die Schnittentbindung in einer kunstgerecht durchgeführten Curare-Evipan-Lachgas- oder Cyclopropan-Narkose hat die Indikation zu diesem für das Kind lebensrettenden Eingriff auch auf gefährdete Kranke ausgedehnt. Die unbefriedigenden Zerstückelungsoperationen können deshalb heute wesentlich eingeschränkt werden. Voraussetzung ist natürlich, daß ein erfahrener, gut ausgebildeter Anästhesist zur Hand ist.

Vergleichende Untersuchungen über die Wirkung von d-Tubocurarin und Syncurin auf die Perinealmuskeln bei den Geburtsvorgängen (AUSTIN u. MEHRING 1951) ergaben, daß bei Anwendung von Dekamethonium die Perinealmuskeln nicht ganz so nachgebend und erschlafft waren, wie bei d-Tubocurarin. Die Naht von Dammrissen war bei Curare-Anwendung ganz wesentlich erleichtert, so daß die Wiederherstellung der anatomischen Verhältnisse auch bei größeren Verletzungen ohne Schwierigkeiten möglich war[1].

6. Gynäkologie. Dem Gynäkologen kann der Anästhesist ideale Untersuchungsbedingungen verschaffen, indem er bei „spannenden" Kranken durch eine kleine, die Atmung nicht beeinträchtigende Curaredosis eine Erschlaffung des Beckenbodens bewirkt. Zusätzliche Gabe von 0,1—0,2 g Evipan zur Dämpfung (nicht Ausschaltung) des Bewußtseins hat sich bewährt. Bei gynäkologischen Operationen, besonders in der Tiefe des Beckens, schafft die Curareanwendung selbstverständlich günstige Arbeitsbedingungen.

Kreuzschmerzen und Menstruationsbeschwerden können durch protrahiert wirkende muskelerschlaffende Mittel gelindert werden (Schwester BORROMEA 1945), da ihre spastische Komponente hierdurch bekämpft wird. Die Art des Vorgehens bei der Curareanwendung zur Bauchdiagnostik ist unten (Innere Medizin) ausführlich geschildert.

7. Urologie. Da im Urin curarisierter Tiere Curare nachweisbar ist, wurde geschlossen, daß dieses durch die Nieren ausgeschieden *werden muß*. In der Anfangszeit der Curare-Aera scheute man sich deshalb, die muskelerschlaffenden Mittel auch bei urologischen Operationen anzuwenden. Seitdem indes tierexperimentell nachgewiesen wurde, daß selbst beidseits nephrektomierte Tiere die (sogar nach 2 Std wiederholte) Curarelähmung genau so rasch überwinden wie die Kontrollen (EVERETT 1948), wurden die muskelerschlaffenden Mittel auch in die operative Urologie eingeführt (LENAHAN): vorsichtshalber wird die Gesamtdosis von 30 mg d-Tubocurarinchlorid nicht überschritten und auf die Prophylaxe der bei urologischen Operationen besonders häufigen reflektorischen postoperativen Darmlähmung (mittels Magensonde und Prostigmin) besonderer Wert gelegt.

Daß Curare bei Niereninsuffizienz nicht kontraindiziert ist, geht auch aus den Versuchen von DOBOZ hervor: beidseits nephroktomierte curarisierte Frösche überleben länger (8 Tage) als die nicht-curarisierten Kontrollen (5 Tage). Denn die Zunahme des Rest-N bei ihnen ist infolge der Herabsetzung des Grundumsatzes langsamer und damit das Auftreten der Urämie verzögert.

Spasmen der Harnblase und der Harnwege werden nicht durch Mittel der Curare- oder der Dekamethoniumgruppe zur Erschlaffung gebracht, sondern, da durch vegetative Nerven ausgelöst, durch die ganglienblockierenden Mittel: die Cystoskopie kann wesentlich erleichtert werden durch vorherige Dämpfung der vegetativen Reflexe mittels Pendiomid (J. SCHNEIDER 1951).

---

[1] Die Spontangeburt wird durch kleine Curaregaben erleichtert, da der Tonus der Dammuskulatur nachläßt, während die Uteruskontraktionen (glatte Muskulatur!) nicht beeinträchtigt werden.

8. Innere Medizin. Der Internist hat nicht selten Kranke zu behandeln, bei denen das Bild der Muskellähmung im Vordergrund steht. Diese wurde nicht durch die klinisch verwendeten muskelerschlaffenden Mitteln hervorgerufen, sondern durch Bakterientoxine, die an den motorischen Synapsen oder Neuronen zuerst angreifen:

1. Die Erscheinungen der *Botulismus-Vergiftung* durch das Gift des anaeroben Bakteriums Clostridium botulinum werden erklärt durch Reizung, dann Depression der rezeptiven Mechanismen der parasympathischen und Skeletmuskeln. Sie setzen nach einer Latenzperiode von 12 Std ein. Die baldige Ermüdung der Skeletmuskeln führt bei schwerer Vergiftung zum Tod an Asphyxie. Dieser kann durch künstliche Beatmung lange hinausgezögert werden. Die Erholung der Muskelerregbarkeit geht indes so langsam vor sich, daß nur in leichten und mittelschweren Fällen eine Erhaltung des Lebens möglich ist. Prostigmin als Antidot ist wirkungslos. Dem Kongorot wird eine vorübergehende Linderung der Lähmung zugeschrieben. Das Gift wird durch 10 min langes Kochen zerstört. Der Genuß ausreichend gekochter Konserven ist deshalb gefahrlos (SOLLMANN, GOODMAN).

2. Die *Poliomyelitis anterior* führt zu einer Schädigung der motorischen Neuronen in den Vorderhornzellen des Rückenmarks. Es werden selektiv zuerst die tetanischen und erst in zweiter Linie und in geringerem Umfang die tonischen Neuronen befallen (KRÜGER 1952). Auch hier folgt einem anfänglichen Reizzustand bald eine Lähmung.

Das Schicksal der Kranken hängt davon ab, ob diese Lähmung reversibel ist und welche Teile des Rückenmarks betroffen sind:

a) Der Ausfall des *Lumbal-Markes* bedeutet keine akute Lebensgefahr. Die spontane Rückbildung kann abgewartet werden.

b) Die Lähmung des unteren *Thoracalmarkes* führt zu einer Beeinträchtigung der Intercostalatmung. Durch Absaugen und Sauerstoffzufuhr kann dieser Zustand überbrückt werden. Künstliche Atmung ist nur bei eingeschränkter Atemfläche und nur zeitweise erforderlich.

c) Geht die Lähmung höher, erreicht sie insbesondere das vierte *Cervicalsegment*, kommt es zur vollständigen peripheren Atemlähmung bei erhaltenem Bewußtsein: ein äußerst unangenehmer Zustand. In der eisernen Lunge lernen die Kranken jedoch bald, sich anzupassen. Ein Spezialarzt und Spezialpflegerinnen müssen den Patienten unter dauernder Kontrolle halten und die Ventilationsgröße den individuellen Bedürfnissen des Kranken anpassen. Eine Hypoventilation führt zu Cyanose, Sauerstoffmangel und Acidose, eine Hyperventilation zu Abrauchung der Kohlensäure, Alkalose und (infolge der Verschiebung der O_2-Dissoziationskurve) ebenfalls zur mangelhaften Sauerstoffversorgung der Zentren. Die eiserne Lunge nach BRÜNER und RINDFLEISCH trägt diesen Faktoren Rechnung durch Bestimmung der Alveolar CO_2. Inhalationen von Penicillin und Streptomycin verhüten Lungen- und Harnwegs-Infektionen. Bleibt die Wiederherstellung der motorischen Funktionen aus, können solche Kranke trotzdem jahrelang am Leben erhalten werden. Die Beatmung mit batterie-betriebenen Thoraxdomen macht sie zeitweise unabhängig von der eisernen Lunge und erlaubt sogar Ausfahrten.

d) Bei *bulbärer Poliomyelitis* kann es trotz erhaltener thoracaler und Zwerchfellatmung zu tödlichen Atemkomplikationen kommen: Die Lähmung der Schlundmuskulatur kann zu Erstickung durch Verlegung der Atemwege führen. Wiederholtes Verschlucken kann eine Aspirationspneumonie zur Folge haben. Derartige Zustände können für einige Stunden durch intratracheale Intubation überwunden werden. Hierdurch wird Zeit gewonnen, die Tracheotomie vorzubereiten. Tritt nicht binnen 24 Std eine Wendung zum besseren ein, soll nicht mit dem Luftröhrenschnitt gezögert werden.

3. Die *Tollwut* (LYSSA, Hydrophobie) führt zu motorischen Erregungszuständen und Krämpfen. Seit einem Jahrhundert wird Curare zur Linderung dieser Zustände angewendet. Lebensrettende Wirkung wurde nur in (eventuell durch verhätlnismäßig spät einsetzende Impfung bewirkten) Abortivfällen erzielt.

4. Schwere *Vergiftungen*, z. B. mit Schlafmitteln, führen oft zu einer so tiefen Narkose, daß auch die motorischen Synapsen in Mitleidenschaft gezogen sind. Das fehlende Abhusten und die Aspiration von Schleim und Flüssigkeiten (besonders gefährlich in dieser Hinsicht ist das beliebte „Auspumpen" des Magens) führen bald zu einer Verschleimung der Lungen; das Zurücksinken der Zunge und des Kiefers zu einer weiteren Verlegung der Atemwege. Die Zufuhr allzu großer Mengen von Weckmitteln pflegt durch Steigerung des Sauerstoffbedürfnisses und Erregung von Krämpfen oft mehr zu schaden, als zu nützen (NILSSON). Die zumindest zeitweise intratracheale Intubation erlaubt Absaugung und evtl. Assistierung der Atmung. Wir konnten, ebenso wie BARK 1951, mehrere Kranke hierdurch aus tiefem Koma verschiedener Ursache herausholen. Außerdem ist bei abgedichteter Trachea die Magenwaschung gefahrlos. Die ausreichende i.v. Ernährung und die Chemoprophylaxe von Lungenkomplikationen ergänzen diese Maßnahmen.

5. Bei durch Gifte ausgelösten *Krämpfen* (Strychnin, Novocain usw.) hat sich neben der zentralen Dämpfung durch Barbiturate die periphere Linderung der Krämpfe mit muskelerschlaffenden Mitteln bewährt.

6. Bei *Lumbago, Periarthritis* und anderen mit Myogelosen einhergehenden rheumatischen Erkrankungen (Spondylitis) berichten SCHLESINGER 1946 und NORCROSS 1949 über gute Erfolge bereits bei der ersten Curare-Injektion. Curare in Wachs mit seiner protrahierten Wirkung ist in diesen Fällen natürlich vorzuziehen. Die mitgeteilten Besserungen sind so augenscheinlich und objektiv faßbar, daß eine Nachprüfung an einem größeren Krankengut zu empfehlen ist.

7. Die *Diagnostik abdomineller Erkrankungen.* Die Palpation ist die erste und wichtigste Untersuchungsmethode der Bauchdiagnostik für chirurgische, internistische und gynäkologische Zwecke. Sie erlaubt oft bereits die Stellung einer Diagnose, ohne daß zeitraubende und komplizierte Methoden (Darmpassagen, Röntgenuntersuchungen) erforderlich sind. Durch einige mg Curare können auch Kranke mit straffen Bauchdecken einer tiefen Palpation zugeführt werden.

Einer Anregung C. OEHMES folgend, haben wir gemeinsam mit HOLLDACK 1952 Curare zur Erleichterung der Palpation angewendet. Hierbei hat sich das Vorspritzen einer Testdosis von 3—6 mg d-Tubocurarinchlorid bewährt. Wird dieses komplikationslos vertragen, werden langsam weitere 6 mg nachinjiziert und durch 0,1—0,2 g Evipan ergänzt. Ein Sauerstoffgerät mit dichtschließender Gummimaske und Beatmungsbeutel muß vorhanden sein[1]. Ihre Anwendung ist jedoch kaum nötig. Die Anwesenheit eines Anästhesisten ist bei den ersten Versuchen notwendig. Im einzelnen haben wir folgende Methodik ausgearbeitet:

Curare-Anwendung zur Bauchdiagnostik.

Absolute Kontraindikation: Myasthenia gravis pseudoparalytica.

Relative Kontraindikation: Schwere Dyspnoe infolge Asthma, Emphysem, Verlegung der Atemwege oder Herzinsuffizienz.

Vorbereitung.
1. Die Kranken sollen einen leeren Magen haben.
2. 20 min vor der Curareanwendung *Atropin* 0,5 mg subcutan.
3. Sauerstoffbeatmungsgerät (mit Atembeutel und dichtschließender Maske) und Intubationsgerät (Laryngoskop und intratrachealer Katheter) auf Vollständigkeit und Funktionsbereitschaft prüfen.
4. In einer 10 cm³-Spritze 5 cm³ Curarin (= 15 mg d-Tubocurarinchlorid) + 2 cm³ einer 10%igen Evipanlösung aufziehen und mischen.
5. In einer 2 cm³-Spritze 1 cm³ (= 1 mg) Pyridostigmin oder Tensilon aufziehen.

Dosierung der Mischlösung in cm³	schmächtige Patienten	kräftige Patienten
Testdosis	1 cm³	2 cm³
1 min warten. Wenn komplikationslos vertragen, Injektion der Hauptdosis:	2 cm³	2 cm³
3 min warten und palpieren. Wenn immer noch ungenügende Erschlaffung, Nachinjektion:	1 cm³	1 cm³

Der Höhepunkt der Curarewirkung ist 6 min nach Beendigung der Injektion überschritten. Nach 20 min ist die Wirkung abgeklungen. Wird schnellere Cupierung gewünscht (bei Zwischenfällen oder bei ambulanten Kranken): i.v. Injektion der vorbereiteten Pyridostigminspritze.

Bei dieser Art des Vorgehens sind Zwischenfälle nicht zu erwarten und Beatmungsmaßnahmen nicht erforderlich. Sollte trotzdem eine Atemdepression stärkeren Ausmaßes auftreten, wird Sauerstoffbeatmung durchgeführt. Bei stärkerer Muskelerschlaffung muß der Kiefer gehalten werden. Intubation ist nur in den seltensten Fällen notwendig.

---

[1] Eine für diese Zwecke geeignete Maske mit Beutel zum Anschluß an jede Sauerstoffflasche, sowie ein Blasebalg wird nach unseren Angaben von der Firma G. Weinmann, Ludwigshafen a. Rh., sowie von den Draegerwerken in Lübeck hergestellt.

9. Neurologie. Über die diagnostische Curareanwendung z. B. bei Myasthenie und die geschichtliche Entwicklung haben wir bereits auf S. 319 ausführlich berichtet (Tabelle 12).

Tabelle 12. *Die Anwendung von Muskelrelaxantien in der Neurologie.*

Autor	Jahr	Mittel	Indikation
RICHTER	1863	Curareextrakt	Strychninvergiftung.
BENEDIKT	1866	„	Muskelspasmen.
OFFENBERG	1879	„ }	Tollwut (rabies), symptomatische Linderung.
PENZHOLDT	1882	„	
WELCH	1896	„	Spastische Zustände.
CASH	1901	„	Epilepsie. Keine Verhinderung der Anfälle.
KAIRINKSCHTIS	1927	Curaril Byk-Gulden	Parkinsonismus.
BREMER	1929	Curareextrakt	Enthirnungsstarre: „Bremersche Atonie."
HARTRIDGE	1931	„	Tetanie.
WEST	1932	„	Pyramidale und extrapyramidale motorische Störungen (30 Fälle). Kausalgie. Erfolg unregelmäßig. Nachlassen der Rigidität. „Lissive Wirkung."
BURMAN	1938	Curareextrakt	Spastische Erkrankungen. Dystonia musculorum deformans. Symptomatische Linderung für 1—2 Tage.
WEESE	1938	Myanesin	Muskelspasmen (wegen Hämolyse klinisch nicht eingeführt).
BENNET	1940	Curareextrakt	Komplikationsverhütung beim Cardiazolschock (s. Tabelle 14).
PUSITZ	1940	„	Littlesche Krankheit.
BENNET u. CASH	1943	Intocostrin	Myasthenie-Diagnose.
SCHLESINGER	1946	Curarin in Wachs	Paraplegie, Hyperexcitabilität. Myogelosen, Muskelrheumatismus, Lumbago.
BERMAN	1948	„	Lateralsklerose, Friedreichsche Ataxie, Athetose, Hämatomyelie, Rückenmarkstörungen, Poliomyelitis, Ischias.
JONEZ	1948	Curarin in Öl	Multiple Sklerose.
Schwester BORROMEA	1950	Curarin	Singultus. Dysmenorrhoe.
MALL u. KLUGE	1950	Myanesin (Byk M 1)	Spastisch-dystonische Zustände.

Die im VI. Kapitel entwickelte Theorie der Wirkung der muskelerschlaffenden Mittel zeigt, daß diese nicht wahllos angewendet werden dürfen. Im Gegenteil: durch ein spezifisches Mittel aus einer der verschiedenen Wirkungsgruppen kann eine gezielte Ausschaltung der erhöhten Aktivität des für die einzelnen Krankheitsgruppen charakteristischen Muskelanteils erreicht werden. Als Beispiel sei erinnert an die Ausschaltung

1. der pathologischen Tätigkeit des tonischen Anteils der Muskulatur beim „kinetischen Tonussyndrom" nach Rückenmarksverletzung (BECKER u. KRÜGER 1951) und anderen tonischen Zuständen durch die Mittel der *Curare*gruppe,

2. der pathologischen Reflexaktivität durch die Mittel der *Myanesin*gruppe (MALL u. KLUGE 1950),

3. tetanischer Krampfzustände durch Mittel der *Dekamethonium*gruppe,

4. der thyreopriven Tetanie durch Calcium, AT 10.

Um eine protrahierte Wirkung zu erzielen, mußten anfangs die muskelerschlaffenden Mittel i.m. oder in Form einer Dauertropfinfusion langsam i.v. verabreicht werden. Seitdem (seit 1948) muskelerschlaffende Mittel auch in langsam resorbierten Lösungsmitteln erhältlich sind, wie Bienenwachs (Depot-Curarin HAF) oder Erdnußöl (Tubadil Endo), ist eine protrahierte Einwirkung über Stunden, ja Tage, möglich. Der Blutspiegel braucht bei Curare nur ganz niedrig zu sein, da ja eine „lissive" Parese der Tonusfasern bereits eintritt, bevor die tetanischen Bewegungsfasern in Mitleidenschaft gezogen werden (KRÜGER). Die lissive Dosis beträgt etwa 7% der paralytischen Dosis (HOTOVY 1952). Die ersten Mißerfolge in Deutschland, die manchenorts zu einer überstürzten Ablehnung der muskelerschlaffenden Mittel führten, fallen nicht den Mitteln zur Last, sondern den in der Anwendung dieser Mittel unerfahrenen ersten Autoren. Bei geeigneter Dosierung protrahiert wirkender Mittel, Überwachung und Bereithaltung eines Sauerstoff-Beatmungsgerätes ist der Erfahrene in der Lage, wesentliche Linderungen zu erzielen, z. B. bei multipler Sklerose, Athetose, Parkinsonismus (KAIRINKSCHTIS 1927), amyotrophischer Lateralsklerose, Hypertonie, Tremor, unwillkürlichen Bewegungen, Dystonia musculorum deformans, Linsenkerndegeneration, spastischem Schiefhals (BENNET 1942, SCHLESINGER 1946).

. Durch die Linderung der Spasmen ist eine wesentlich wirksamere physikalische Therapie möglich mit Massage der Muskulatur und Bewegungen der sonst der Versteifung verfallenden Gelenke. Bei den ersten Anwendungsversuchen sollte ein Anästhesist zugezogen werden, der die Intubation und Sauerstoffbeatmung beherrscht. Unseren Erfahrungen nach wirken 2 cm³ (60 mg) Curarin HAF in Wachs etwa 8 Std lang deutlich „*lissiv*", ohne die Spontanbeweglichkeit des Kranken wesentlich einzuschränken. Gelegentliche Konvergenzschwäche oder Doppeltsehen, Mattigkeit oder angenehmes Ermüdungsgefühl werden bisweilen angegeben. Überdosierungen haben wir nie erlebt; sie könnten durch Tensilon oder Prostigmin i.v. schlagartig beseitigt werden.

JONEZ berichtete bereits 1948 über 5000 Injektionen eines Depot-Curare-Präparates ohne bedrohliche Nebenreaktionen. Ein Andidot brauchte nicht gegeben zu werden. Seine Dosen betrugen 20—50 mg täglich. Die teilweise ambulanten Kranken litten an multipler Sklerose, Kreuzschmerzen wegen Diskushernie oder Arthritis, chronischem spastischen Schiefhals, Krampfzuständen oder Spastizität. Wegen der Augenmuskelstörungen (Konvergenz- oder Fixierungsschwäche bzw. Diplopie bei 10—25% der Kranken) sollen ambulante Patienten von einer Begleitperson nach Hause gebracht werden.

Extrapyramidale Bewegungsstörungen (Parkinsonismus, Chorea, Athetose) können durch orale Verabreichungen von Byk M 1, einem Mittel der Myanesingruppe, einfach gelindert werden. Die Dosen werden von anfangs 3 bis zu maximal 6 g täglich gesteigert, verteilt auf mehrere Einzelgaben.

10. Psychiatrie. Klinische Erprobung bei der Elektrokrampfbehandlung. Seit 1950 wurden an der Psychiatrischen und Neurologischen Universitätsklinik Heidelberg Muskelrelaxantien (d-Tubocurarinchlorid, Dimethyl-d-Tubocurarinchlorid und Succinylcholin) über 3000mal zur Komplikationsverhütung beim Elektrokrampf angewendet[1]. Aus ökonomischen Gründen (die erforderlichen Medikamente verteuern die Behandlung pro Schock um ca. DM 5.—, der Zeitaufwand beträgt etwa 10 min mehr) wurde die Curareanwendung auf folgende wesentliche *Indikationen* beschränkt:

---

[1] Herrn Prof. Dr. K. SCHNEIDER und seinem Mitarbeiter W. DURST danke ich für die Ermöglichung dieser Beobachtungen.

a) Alter über 65 Jahre.

b) Besonders kräftige Muskulatur oder besonders schwaches Skeletsystem.

c) Frakturen und Frakturneigung sowie Neigung zu Luxationen.

d) Dysplastische und degenerative Knochenerkrankungen.

e) Schädigungen des Herzens und des Kreislaufsystems, soweit nicht eine stärkere Dekompensation vorlag.

f) Lungentuberkulose (Pneumothorax), Bronchiektasien.

g) Gravidität, gynäkologische Komplikationen (Prolaps u. a.), Hernien.

h) Kranke, die nach Schockbehandlungen ohne Curare über Muskel-, Gelenk-, Knochen- oder Kopfschmerzen klagten.

Als einzige *absolute Kontraindikation* betrachteten wir die Myasthenia gravis pseudoparalytica. Bei diesen Kranken genügt die Unterlassung der sonst üblichen Prostigmingabe in den Stunden vor dem Schock, um sie in einen Zustand zu versetzen, der weitgehend mit dem identisch ist, der durch eine Curarisierung beim Normalen erreicht wird.

Eine *relative Kontraindikation*, zumindest eine Mahnung zu besonderer Vorsicht, sahen wir bei folgenden Krankheiten für gegeben:

a) Asthma bronchiale gravis.

b) Starke Emphyseme, unter Umständen mit Begleitbronchitiden.

c) Verlegung der Atemwege mit Stridor (z. B. bei Tracheomalacien, intrathorakaler Struma).

d) Herzinsuffizienzen mit erheblichen Stauungszeichen.

Die Gründe für die Zurückhaltung, die wir bei diesen Krankheiten in der Anwendung von Curare geübt haben, erhellen daraus, daß die Nebenwirkungen des Medikaments Bronchospasmen begünstigen und die Atmung selbst durch die Lähmung der Atem- und Atemhilfsmuskulatur eine starke Beeinträchtigung erfährt. Ein Teil dieser erhöhten *Gefahren* ist jedoch durch eine *vorsichtige Prämedikation* und eine besonders reichliche *Sauerstoffversorgung* vom Geübten zu bannen, so daß auch in diesen Fällen ein Elektrokrampf unter Curareschutz meist durchgeführt werden kann, wenn das psychische Bild die Behandlung dringlich macht.

Unsere Methodik und unsere Erfahrungen, die an anderer Stelle im einzelnen mitgeteilt wurden (W. Durst u. R. Frey 1952) lassen sich folgendermaßen zusammenfassen:

Nach Prämedikation mit Atropin wurde ohne Narkose (nur bei besonders empfindlichen Kranken und bei Succinylcholin-Anwendung gaben wir gleichzeitig 100—200 mg eines ultrakurzwirkenden Barbiturates i.v., um das Bewußtsein zu dämpfen und eine Amnesie zu erzeugen) diejenige Dosis eines Muskelrelaxans injiziert, welche die grobe Kraft der quergestreiften Muskulatur ·des Nackens und der Gliedmaßen auf etwa 10—20 % der Norm herabsetzte. Wir verwendeten durchschnittlich 12 mg d-Tubocurarinchlorid, 6 mg Dimethyl-d-Tubocurarinchlorid oder 40 mg Succinylcholin. Letzteres ist wegen seiner kurzen Wirkung für den Arzt angenehmer, auch billiger, wegen der erforderlichen Begleitnarkose und den nachfolgenden Muskelschmerzen jedoch für den Patienten unangenehmer.

Auf dem Höhepunkt der Wirkung wurde der Schock ausgelöst. Vor und nach dem Schock ließen wir reinen Sauerstoff atmen und konnten dadurch Hypoxien vermeiden. Die Firma G. Weinmann in Ludwigshafen/Rhein und das Draeger-Werk, Lübeck, liefern einfache Beatmungsgeräte nach unseren Angaben.

Durch Muskelrelaxantien bedingte Todes- oder ernste Zwischenfälle traten nicht auf, obwohl gerade gefährdete Kranke diese Mittel erhielten. Die Frakturhäufigkeit sank von 3,7 % der Behandelten auf den Nullpunkt ab. Alle anderen Komplikationen des Elektrokrampfes, wie Kopf-, Gelenk- und Muskelschmerzen, Verschlimmerung von Eingeweidebrüchen oder Herz- und Lungenleiden, wurden ebenfalls entscheidend eingeschränkt. Die Indikationen zur Elektrokrampfbehandlung konnten unter Curareschutz weit großzügiger gestellt werden. Es gelang damit, die Psychosen einer *größeren Zahl* von Kranken in *kürzerer Zeit* mit *geringeren Nebenerscheinungen* zu bessern.

Die Muskelrelaxantien dürfen auch beim Elektroschock nur unter allen pharmakologischen und physikalischen Kautelen und nur von geübten Händen angewendet werden. Von besonderem Wert erwies sich uns die Zusammenarbeit zwischen Psychiatrie und Anästhesiologie, durch die erst die beschriebenen Erfolge ermöglicht wurden. Mit ihnen sind jedoch die Möglichkeiten der Anwendung muskelerschlaffender Mittel in der Psychiatrie noch nicht erschöpft:

Schwere *Erregungszustände*, z. B. manischer oder agressiver Art, konnten bisher nur durch die chemische oder physikalische Zwangsjacke beherrscht werden. Allzu langdauernde Sedierung führt jedoch zu einer Reduzierung des Allgemeinzustandes. Die muskelerschlaffenden Mittel bieten die willkommene Möglichkeit, durch Herabsetzung des Tonus der somatischen Peripherie auch die psychischen Zentren zu beeinflussen. Wir konnten mehrfach beobachten, daß tobende Geisteskranke, die von 5 Personen nur mit Mühe gehalten werden konnten, wenige Sekunden nach i.v. oder wenige Minuten nach i.m. Injektion eines muskelerschlaffenden Mittels plötzlich ruhig wurden. Sie hörten auf, zu schreien und zu toben, bevor und ohne daß eine volle periphere Muskellähmung eintrat und damit den Kranken die Ausdrucksmöglichkeit ihrer Erregung genommen wurde. Die engen psychosomatischen Wechselbeziehungen werden durch diese Beobachtungen bestätigt. Den protrahiert wirkenden muskelerschlaffenden Mitteln steht hier ein großes Wirkungsfeld offen zur Erleichterung der Pflege dieser Schwerkranken bei Tage. Zur Nacht kann dann immer noch ein kräftiges Sedativum verabreicht werden.

Eine einfachere und auch in ungeübten Händen ungefährliche, wenn auch nicht ganz so wirksame Art der peripheren Sedierung erregter Katatoner und hyperkinetischer Schizophrenien ist in den Mitteln der Myanesingruppe gegeben. MALL u. KLUGE (1950) vermochten mit 6 g Byk M 1 täglich bei extrapyramidalen Bewegungsstörungen, Parkinsonismus und motorischen Erregungszuständen nicht nur eine Entspannung der Muskulatur zu erzielen, sondern regelmäßig auch eine psychische Beruhigung. Die Krämpfe von Epileptikern und bei Elektroschock wurden durch das Mittel *nicht* beeinflußt. Erregungszustände nach Hirnerschütterung, nach Commotio cerebri und Alkoholismus, sowie Angstpsychosen stellen ein dankbares Indikationsgebiet für muskelerschlaffende Mittel dar. Die Wirkung der Sedativa wird verstärkt.

11. Oto-Rhino-Laryngologie. Wenn Operationen im Kopf- und Halsbereich nicht in örtlicher Betäubung durchführbar sind, hat sich die intratracheale Barbiturat-Curare-Lachgas-Narkose durchaus bewährt. Bei blutreichen Eingriffen, wie z. B. der Fenestration, ist es neuerdings üblich geworden, durch ganglienblockierende Mittel (Hexamethonium, Pendiomid) den Kreislauf der Kranken gegenüber orthostatischen Lageänderungen zu sensibilisieren (KERN 1952). Durch dosierte Senkung der Beine kann ein beliebiger Blutdruck eingestellt werden. Ein Blutdruck von ca. 90 mm Hg erlaubt ein annähernd blutfreies Operieren und ist auf der anderen Seite ohne Schaden zu ertragen, wenn sauerstoffreiche Gasgemische geatmet werden. Dieses Verfahren darf jedoch nur bei ausgewählten Fällen (Kontraindikation ist vor allem eine Coronarinsuffizienz), nur bei i.v. liegender Nadel (zur Kreislaufauffüllung bei unbeabsichtigt tiefem Blutdruckabfall) und nur unter Überwachung durch einen Anästhesisten angewendet werden.

12. Endoskopie. Die frühzeitige Lähmung der Kiefer- und Schlundmuskulatur bereits durch kleine Curaregaben erleichtert Endoskopien und endoskopische Operationen ungemein (SILVERBERG 1944). An der Mayo-Klinik werden z. B. Operationen im Kehlkopfinnern in Pentothal-Curare-Narkose vorgenommen, wobei der Kehlkopf durch die von SEIFFERT angegebene Aufhängungsvorrichtung in direkter Sicht dargestellt wird. Die Broncho- und Oesophagoskopie werden von speziell hierfür ausgebildeten (aus der Thorax-diagnostischen Abteilung der Klinik hervorgegangenen) „Endoskopisten" vorgenommen. Diese haben die Endoskopie zu einem Spezialfach entwickelt.

Bronchoskopien werden bei empfindlichen Kranken, Oesophagoskopien bei allen Kranken in Pentothal-Narkose durchgeführt. Muskelerschlaffung wird mit Flaxedil (30—60 mg) erreicht, das weniger Histamin freisetzt und kürzer wirkt. Bei Magenspülungen wird vorher intratracheal intubiert, um Aspirationen zu vermeiden.

An anderen Kliniken werden die Kranken mit C 10 (5—7 mg), das ebenfalls weniger Histaminnebenwirkungen aufweist, vollständig gelähmt. Die Sauerstoffversorgung wird durch intrabronchiale Insufflation von 10—15 Liter O_2/min in einem besonderen Zuführungsgang in der Wand des Bronchoskops gewährleistet (FRANZ VOLHARDT hat die Methode der Sauerstoff-Insufflation bei voller Curarisierung bereits 1906 erprobt und mitgeteilt). Bis zu 12 min können die Kranken so, ohne beatmet zu werden, ohne Schaden bronchoskopiert werden. Längere atemlose Zeiträume sind ungünstig, da es wegen der CO_2-Ansammlung zu einer Acidose kommt. Sie können durch das Beatmungsbronchoskop von MÜNDENICH überbrückt werden. Das rasche Abklingen der C 10-Wirkung gewährleistet eine schnelle Erholung auch ohne Antidot. Alle diese Erleichterungen für den Hals-Nasen-Ohrenarzt und den Endoskopisten sind natürlich an das Vorhandensein einer genügenden Zahl von Narkoseärzten gebunden.

13. Ophthalmologie. Augenoperationen mußten bisher in örtlicher Betäubung durchgeführt werden, da die bei jeder Narkose drohende Gefahr der Excitation das Operationsresultat gefährden würde. Die muskelerschlaffenden Mittel haben jedoch heute in einer Reihe von anglo-amerikanischen Kliniken die Durchführung von Augenoperationen auch in Narkose ermöglicht. Die Kranken werden in Pentothal-Curare-Narkose operiert, die mit Lachgas unterhalten wird. Intubiert wird nur bei längerdauernden Eingriffen. Die Curarewirkung verhindert das sonst so störende krampfhafte Schließen des M.orbicularis oculi und die rotierenden Bewegungen der Augäpfel. Die Augenmuskeln befinden sich in idealer Erschlaffung, wodurch das Vorgehen ungemein erleichtert wird. In den Händen von Spezial-Anästhesisten ist diese Methode so ausgefeilt worden, daß die Resultate durchweg günstig sind. Die interessanten Ergebnisse der Prüfung der Innervation der verschiedenen Augenmuskeln mittels verschiedener Muskelrelaxantien haben wir an anderer Stelle niedergelegt (R. SIEBECK und R. FREY 1953).

14. Pädiatrie. DIGBY LEICH, der Spezialanästhesist für Kindernarkosen in Vancouver, und der Curareforscher SCOTT SMITH in Salt Lake City sind seit 1950 dazu übergegangen, auch bei Kindernarkosen mehr und mehr von den muskelerschlaffenden Mitteln Gebrauch zu machen. Nach Einleitung der Narkose mit Lachgas oder Cyclopropan intubieren sie die Patienten mit einem dünnwandigen Tubus aus plastischem Kunststoff in Curareerschlaffung. Dieses Vorgehen ist in geübten Händen schonender als die früher übliche Avertin-Äthernarkose.

Bei spastischen und dystonischen Krankheiten im Kindesalter, z. B. der Littleschen Krankheit und der Athetose, haben sich protrahiert wirkende muskelerschlaffende Mittel bewährt. Die erste Anwendung erfolgt klinisch unter Überwachung durch einen Anästhesisten. Ist die individuell optimale Dosis herausgefunden, kann die Behandlung ambulant fortgesetzt werden. Neben Curare in Wachs hat sich hier das oral anwendbare Myanesin (in Deutschland erhältlich unter der Bezeichnung Byk M 1) bewährt — sinngemäße Anwendung vorausgesetzt. Einzelheiten siehe bei PUSITZ 1940, SCHLESINGER 1946, MALL u. KLUGE 1950.

15. Geriatrie. Durch die zunehmende Verschiebung des Durchschnittsalter nach oben wird in diesem Jahrzehnt in fast allen Kulturstaaten die Zahl der Personen über 60 die Zahl der Kinder unter 10 Jahren überschreiten. In den Vereinigten Staaten ist deshalb das Fach der Greisenheilkunde entstanden, in dem auch Spezial-Anästhesiologen die Narkosen bei Greisen ausführen und ihre Besonderheiten erforscht haben (FOLDES, OSTLERE 1947).

Die muskelerschlaffenden Mittel haben sich in der Greisen-Anästhesie als besonders segensreich erwiesen. Denn sie erlauben, die notwendige Muskelerschlaffung ohne die früher erforderliche, für Greise besonders gefährliche Vertiefung der Narkose zu erreichen. Auf sauerstoffreiche Atemgemische und Vermeidung einer Acidose ist besonders zu achten. Über die erzielbaren Erfolge und die hierdurch bedingte Erweiterung der Operationsindikationen selbst bei 70- und 80jährigen haben wir an anderer Stelle berichtet (FREY u. JUST 1951, GEORG 1953).

VI. Folgerungen für die Theorie
der Wirkungen der muskelerschlaffenden Mittel.

Die im folgenden geschilderte „Synapsegift-Theorie" der Wirkung der muskelerschlaffenden Mittel versucht, die widersprechenden Ergebnisse der verschiedenen Forscher und Anschauungen zu ordnen und zu erklären.

A. Einordnung der Muskelrelaxantien in die Synapsegifte.

Die komplizierten Vorgänge der Reizübertragung an den zahllosen Synapsen der verschiedenen nervösen Systeme sind Angriffspunkt einer großen Zahl von Arzneimitteln. Je nach dem Ort ihres ersten Angriffspunktes lassen sich diese Synapsegifte in verschiedene Gruppen einteilen (Tabelle 13 u. 14).

Tabelle 13. *Schematische Einteilung der Synapsegifte.*

Bahn	Erfolgsorgan	Steigerung der synaptischen Reizübertragung	Störung der synaptischen Reizübertragung
Willkürmotorik	Quergestreifte Muskulatur	Krampferzeugende Mittel, Strychnin, Cardiazol	Muskelerschlaffende Mittel (Relaxantia).
Sympathicus	Glatte Muskulatur	Sympathicomimetica	Adrenolytica
Parasympathicus	Glatte Muskulatur	Parasympathicomimetica	Vagolytica
Sensibilität	Hirnrinde		Analgetica

1. Die Wirkung als Substratkonkurrenten. Die Entdeckung der Substratkonkurrenz als eines wirksamen Prinzips in der Natur geht u. a. auf R. KUHN zurück, der die Sulfonamidwirkung aufklärte als Substratkonkurrenz für die Paraaminobenzoesäure, einem für das Wachstum vieler Bakterien lebensnotwendigen Vitamin. Seitdem wurde der Effekt zahlreicher Wirk- und Arzneistoffe (es sei nur an die Antibiotica und die Fermentgifte erinnert) auf dieses Prinzip zurückzuführen versucht. Auch die Wirkung der klinisch angewendeten muskelerschlaffenden Mittel läßt sich nach dem Prinzip der Substratkonkurrenz erklären.

Im ersten Kapitel wurde auf die Ähnlichkeit im chemischen Bau zwischen muskelerschlaffenden Mitteln und Stoffen hingewiesen, die bei der synaptischen Reizübertragung eine Rolle spielen. Das Verhalten dieser muskelerschlaffenden

Mittel entspricht dem Massenwirkungsgesetz: Ein Kalium- oder Calcium-Überschuß verdrängt z. B. das Magnesiumsulfat aus seiner Rolle als muskelerschlaffendes Mittel genau so, wie ein Acetylcholin-Überschuß die lähmende Wirkung des Curare beseitigt und ein Pentamethonium-, ja sogar ein Curare-Überschuß die Wirkung des Dekamethoniums.

Tabelle 14. *Klinisch wichtige Synapsegifte und ihre Wirkungen.*

Mittel	Wirkungen in der Reihenfolge der bei steigender Dosis ergriffenen Synapsen.
Atropin	Lähmend auf Nervmuskelverbindung zwischen Parasympathicus und glatter Muskulatur; Medulla, Großhirn erregend, später lähmend.
d-Tubocurarin	Lähmend auf Nervmuskelverbindung zwischen willkürlichen Nerven und quergestreifter Muskulatur, Vegetative Synapsen, Rückenmarkssynapsen. Medulla, erst bei extrem hoher Dosierung Gehirn erregend, inkoordinierend, schließlich lähmend (PICK u. UNNA, McCAWLEY).
Dimethyl-Tubocurarin und Flaxedil	Wahrscheinlich wie d-Tubocurarin. Weitere Wirkung noch nicht erforscht.
Dekamethonium	Lähmend auf Nervmuskelverbindung, jedoch in einem anderen Wirkungsmechanismus als Curare, da antagonistisch zu Curare und durch Prostigmin nicht beeinflußt. Weitere Wirkung noch nicht erforscht.
Tetramethonium, Pentamethonium, Hexamethonium	Lähmend auf die Synapsen der vegetativen Ganglien, weitere Wirkung noch nicht erforscht.
Myanesin (BERGER, OSTENDE)	Untere Rückenmarkssynapsen, obere Rückenmarkssynapsen, Zwischenhirn, corticale motorische Zentren, medulläre Zentren.
Parpanit (HEUSCHER)	Synapsen in den Stammganglien, im Rückenmark, Nervmuskelverbindung.
Strychnin (PAULSSON)	Auf Rückenmark und Großhirn erregend, Krampf erzeugend, bei noch höherer Dosierung auch auf Nervmuskelverbindung lähmend.
Nicotin	Vegetative Synapsen, dann Gehirnsynapsen erregend, dann lähmend. Bei noch höherer Dosierung Nervmuskelverbindung lähmend.
Äther (BEECHER)	Sensible Synapsen lähmend. Gehirnsynapsen erregend, dann lähmend; Nervmuskelverbindung, bei noch höherer Dosierung Rückenmark und schließlich auch Medulla lähmend.

Über den eigentlichen Mechanismus der synaptischen Reizübertragung bestanden wegen seiner Kompliziertheit, Geschwindigkeit und der Kleinheit des Objektes bisher nur abstrakte Erklärungen. Diese wurden von H. SCHAEFER 1937 mit der Entdeckung des Endplattenstromes konkretisiert (Zusammenfassung s. H. SCHAEFER 1952). Wie das Licht als Wellen- und als Corpuscularstrahlung aufgefaßt werden kann, kann die synaptische Reizübertragung als elektrischer und als chemisch humoraler Vorgang erklärt werden: auch hier ist die Gesamtheit der Erscheinungen nur durch die Betrachtung dieser beiden Anteile eines und desselben Vorganges zu erfassen[1]. Unsere Anschauung geht aus den Abb. 6 u. 16 hervor, schematischen Darstellungen einer Nervmuskelverbindung. An Hand dieser Abbildungen soll versucht werden, die Wirkung der muskelerschlaffenden Mittel zu deuten oder doch zum mindesten deren Angriffspunkte zu lokalisieren. Leider

---

[1] Dasselbe gilt für Wirkung der Anaesthetica (FLECKENSTEIN, Zusammenfassung 1953).

ist es heute noch nicht möglich, über diese verhältnismäßig groben Hypothesen hinauszukommen. Eine ausführliche Schilderung des heutigen Standes der Forschung findet sich bei H. SCHAEFER (1952) und D. TAILOR (1951).

a) *Die Wirkung der muskelerschlaffenden Mittel vom Standpunkt der humoralen Reizübertragung.* Treten im Überschuß vorhandene Magnesium- oder Calciumionen an die Stelle der Kaliumionen, so wird eine übermäßige Erregbarkeit zur Norm reduziert (Calcium), bzw. die normale Reizübertragung gedämpft und schließlich unterbrochen (Magnesium). Das Calcium

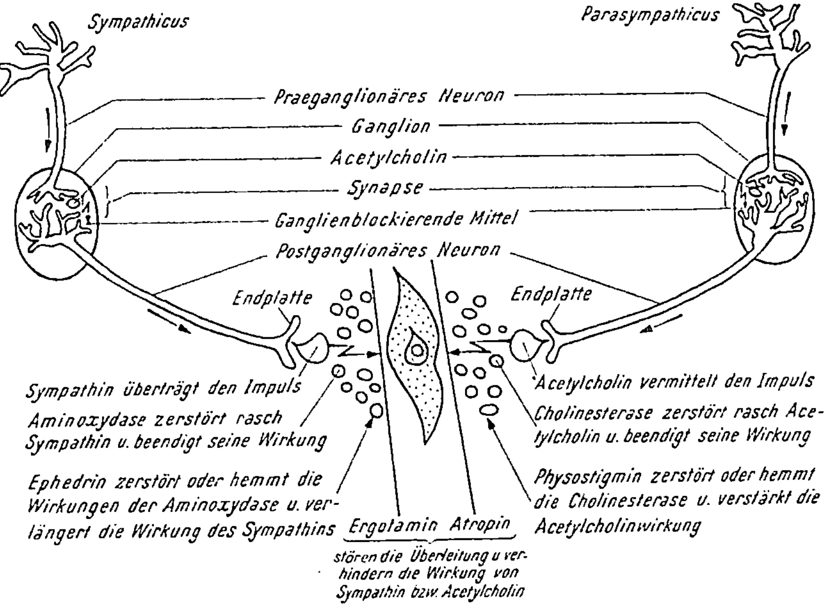

Abb. 16. Schema des Wirkungsmechanismus der Synapsegifte.

ist demnach durch Verdrängung der Magnesiumionen das beste Antidot der Magnesiumlähmung. Die Mittel der Magnesiumgruppe, wie die der Curaregruppe, verhindern nicht die Freisetzung von Acetylcholin, sondern verhindern beide das Acetylcholin, seine volle Wirkung auf die Endplatte zu entfalten. Curarisierte Muskeln enthalten weniger Kalium als die Kontrollen: der Kaliumverlust aus curarisierten Muskeln ist größer als normal (Durchströmungsexperimente von ISTRIA 1923).

Die Mittel der *Curaregruppe* (d-Tubocurarinchlorid, Dimethyl-d-Tubocurarinchlorid, Flaxedil, Desoxy-Dauricin) nehmen kraft ihres chemisch ähnlichen Baues die *Stelle* des *Acetylcholins* in den katalysatorischen Vorgängen der Reizübertragung ein, ohne zugleich auch dessen regelrechte *Funktion* und raschen Abbau imitieren zu können: Das Ergebnis ihrer Anwendung ist nur ein Zerrbild der Acetylcholinwirkung. Die Kontraktion und die ausgelösten Aktionsströme sind ca. tausendmal schwächer, und die Refraktärperiode des Übertragungsmechanismus ca. tausendmal länger (nachgewiesen am denervierten Muskel von McINTYRE 1945).

Der entscheidende Unterschied der Mittel der *Dekamethoniumgruppe* beruht auf der Tatsache, daß sie die Membran im Bereich der Nervenendplatte nicht, wie das Curare, verdichten, sondern *auflockern* (PATON u. ZAIMIS, H. SCHAEFER 1952). Die Depolarisierung wird nicht verhindert, wie beim Curare, sondern es kommt im Gegenteil zu einer Dauer-Depolarisierung, die sich von der physiologischen Depolarisierung durch Acetylcholin vor allem durch ihr minutenlanges Anhalten unterscheidet. Die dem Acetylcholin auch chemisch sehr ähnlich gebauten Körper (Succinylcholin besteht aus 2 Acetylcholin-Molekülen) verdrängen also das Acetylcholin an dem der Nervenendplatte anliegenden Abschnitt der Muskelfasermembran. Hier vereinigen sie sich mit den Receptoren der Membran und verhindern hierdurch das Acetylcholin, dies zu tun (BURNS u. PATON 1951). Ihre Wirkung ist ebenfalls ein *Zerrbild der Acetylcholinwirkung* an dieser Stelle: Die typische Kontraktion ist, da Dekamethonium seinen einmal eingenommenen Platz an der Membran bis zu seiner Zerstörung (5—20 min, bei Succinylcholin 3—10 min) behauptet, ca. hundertmal schwächer (bei Vögeln kommt es zu ausgeprägteren Streckkrämpfen, beim Menschen nur zu fibrillären Zuckungen). Die Refraktärperiode der Muskelfaser ist indes millionenfach verlängert. Die Depolarisation des der Endplatte gegenüberliegenden 3—6 mm² großen Bereiches der Muskelfaser bleibt bestehen. Dies führt zu einer Unerregbarkeit der Muskelfaser an dieser eng begrenzten Stelle nicht nur gegenüber Acetylcholin (Acetylcholin und Prostigmin sind deshalb keine Antagonisten, sondern Synergisten der Wirkung!) und indirekter elektrischer Reizung, sondern auch gegenüber direkten elektrischen Impulsen.

Die Nerv-Muskelverbindung stellt nur die Sonderform einer nervösen Synapse dar, aus der sie entwicklungsgeschichtlich auch entstanden ist (W. Eichler). Dieselbe oder zumindest eine sehr ähnliche Art der Reizübertragung findet an *allen* Synapsen statt, gleichgültig, ob sensible, motorische oder vegetative Reize übertragen werden, wahrscheinlich auch im Gehirn selbst. Die einzige Ausnahme bildet die Verbindung der postganglionären sympathischen Faser mit ihrem Erfolgsorgan, die als Wirkstoff das mit Adrenalin identische Sympathin freisetzt. In den sympathischen Ganglien ist die Reizübertragung jedoch genau so cholinergisch, wie in den parasympathischen und allen anderen Synapsen auch (Abb. 16).

Tabelle 15. *Die Störungen des Reizübertragungsmechanismus an der Nervmuskelverbindung durch steigende Curaredosen.*

A. Störungen des elektrischen Anteils der Reizübertragung.
1. Verschiebung der Reizschwelle zu den höheren Frequenzen hin.
2. Beseitigung der Wedenski-Hemmung (diese verschiebt normalerweise bei rasch aufeinanderfolgenden Reizen die Reizschwelle in Richtung auf die tieferen Frequenzen).
3. Auslösung langer (über 20 σ) anhaltender Reizsalven an Stelle des normalen wellenförmigen Endplattenstromes (ca. 10 σ).
4. Verhinderung des Überspringehs des Endplattenstromes auf den Muskel.
5. Abschwächung und schließlich Auslöschung des Endplattenstromes selbst.

B. Störungen des humoralen Anteiles der Reizübertragung.
1. Erhöhung der Reizschwelle des Muskels gegenüber dem unverändert gebildeten Acetylcholin.
2. Unerregbarkeit des Muskels gegenüber dem unverändert gebildeten Acetylcholin. Wirkt — infolge Ausschaltung der Acetylcholinesterase mittels Prostigmin — *mehr* Acetylcholin *länger* ein, ist der Muskel noch erregbar.
   Wirkt ein unphysiologisch starker Reiz — z. B. elektrische Reizung des zuführenden Nerven — ein, ist der Muskel ebenfalls noch erregbar.
3. Der Muskel ist vom Nerven her durch nichts mehr erregbar, auch nicht bei Anwendung von Prostigmin oder elektrischer Reizung. Die direkte Erregbarkeit des Muskels ist unverändert.
4. Auch die direkte Erregbarkeit des Muskels wird abgeschwächt.

Die mit kürzeren Abständen der quartären Ammoniumgruppen ausgestatteten ganglienblockierenden Mittel Pendiomid, Penta- und Hexamethonium (s. Abb. 4), sowie Arfonad wirken ähnlich wie Dekamethonium. Ihr erster Angriffspunkt liegt jedoch an den Synapsen der vegetativen Ganglien; die Nervmuskelverbindung wird erst bei über hundertfach höheren Dosen in Mitleidenschaft gezogen. Warum die Verkürzung des Mittelgliedes des Moleküls auf die Hälfte (von 14 auf 7 Å) den ersten Angriffspunkt von der Nervmuskelverbindung in die vegetativen Ganglien verlegt, wissen wir noch nicht.

Die Wirkung der zu Krämpfen bzw. Lähmung führenden Bakterientoxine (Lyssa, Tetanus, Botulismus, Poliomyelitis) beruht nicht auf einer Substratkonkurrenz. Es handelt sich um hochmolekulare Eiweißkörper, welche eine direkte schädigende Wirkung auf die motorischen Neuronen in Rückenmark bzw. Gehirn ausüben. Wie jede Schädigung, führt diese zuerst zu einer Reizung und schließlich Lähmung und Zerstörung dieser Neuronen. Das Schicksal der Kranken hängt von dem Ausmaß und der Reversibilität dieser Schädigung ab.

   b) *Die Wirkung der muskelerschlaffenden Mittel vom Standpunkt der elektrischen Reizübertragung.* H. Göpfert u. H. Schaefer haben 1937 gezeigt, daß von zentral her kommende Nervenreize an der motorischen Endplatte ein negatives Potential, den Endplattenstrom, auslösen, der durch Curare charakteristisch verändert wird. Das elektrische Organ mancher Fische beruht auf der Hintereinanderschaltung mehrerer solcher Endplatten[1]. Erreicht dieser Strom eine gewisse Reizschwelle (3 Millivolt), so springt der Reiz auf den Muskel über und löst die Kontraktion aus. Bei der Übertragung dieses Reizes spielt das Acetylcholin die obenbeschriebene katalysatorische Rolle. Es entsteht, ausgelöst durch den Endplattenstrom, unter

---

[1] Literatur z. n. H. Schaefer: Elektrophysiologie.

der Wirkung der Cholinesterase, die binnen einer tausendstel Sekunde auch wieder seinen Abbau in das tausendmal weniger wirksame Cholin besorgt. Tabelle 15 zeigt die störende Wirkung des d-Tubocurarinchlorids auf *beide* Komponenten des Reizübertragungsmechanismus[1].

Ein Überschuß an Magnesium- und Calciumionen führt zu einer ähnlichen Erhöhung der Reizschwelle. Anders liegen die Verhältnisse beim Dekamethonium: Das Prinzip der Störung beruht auf einer Depolarisierung des der Endplatte gegenüberliegenden Abschnittes der

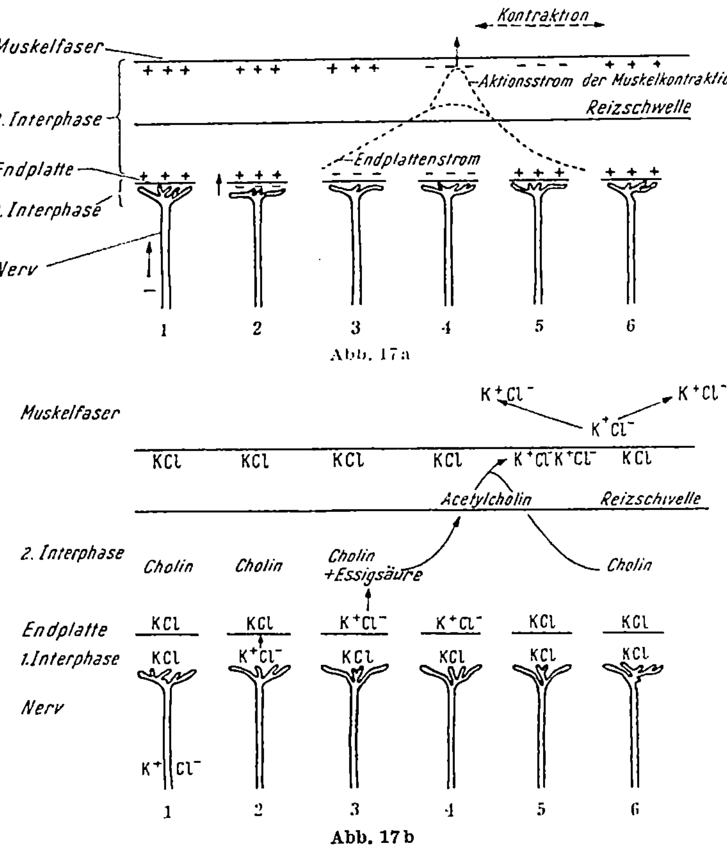

Abb. 17a u. b. Schematische Darstellung der synaptischen Reizübertragung am Beispiel der Nervmuskelverbindung: a elektrischer Vorgang bei der Reizübertragung, b humoraler Vorgang bei der Reizübertragung.

Muskulatur. Diese wird dadurch auch gegenüber direkten Reizen refraktär. Die folgende Tabelle zeigt am besten den Unterschied zwischen der Curare- und Dekamethoniumwirkung:

Normale Reizschwelle einer Muskelfaser gegenüber direkter Erregung.	2 Volt
nach Injektion von Curare	2 Volt
nach Injektion von Dekamethonium gegenüber dem Zentrum der	
Nervenendplatte	50 Volt
1 mm vom Zentrum entfernt.	20 Volt
2 mm „ „ „	10 Volt
3 mm „ „ „	5 Volt
4 mm „ „ „	3 Volt.

2. Vergleich mit anderen Synapsegiften. Auf der Basis der bisher geschilderten Erkenntnisse wird die komplexe pharmakologische Wirkung der Synapsegifte im allgemeinen und der muskelerschlaffenden Mittel im besonderen verständlich.

---

[1] Ausführliche Darstellung bei H. Schaefer u. Haaf: Pflügers Arch. **242**, 364 (1939) und Fatt u. Katz (J. Physiology 1952).

Alle Glieder dieser großen Gruppe greifen prinzipiell störend in den subtilen Mechanismus der synaptischen Reizübertragung ein. Verschieden ist nur die *Reihenfolge* der Beteiligung der einzelnen Synapsen bei den speziellen Mitteln, der *Ort* des Angriffspunktes im Übertragungsmechanismus und das *Ausmaß* der der Lähmung regelmäßig vorausgehenden Erregung: Manchmal das Bild beherrschend (Nikotin, Strychnin, zentrale Atropin- und zentrale Curarewirkung), manchmal nur flüchtig und kaum nachweisbar (periphere Wirkung der Curare- und Dekamethonium-Gruppe). Der Unterschied zwischen den einzelnen Synapsegiften ist demnach weniger prinzipiell als graduell; weniger qualitativ als quantitativ (Tabelle 14). Auch Äther und andere Narcotica können zu den Synapsegiften gerechnet werden (SHERRINGTON 1913). Am isolierten Nervmuskelpräparat wiesen GROSS u. CULLEN 1945 nach, daß Äther und die Barbiturate auch eine störende Wirkung auf die Nervmuskelverbindung ausüben.

Beim Hund kann man bei künstlicher Atmung die sonst letale Strychnindosis (10 mg pro kg) um das Vielfache überschreiten: die Krampfanfälle werden bei höheren Dosen immer schwächer, bei 50 mg pro kg ist die Erregbarkeit der motorischen Endplatte herabgesetzt; schließlich ist sie auch für die stärksten elektrischen Reize nicht mehr durchgängig. Selbst der Vagus ist gelähmt. Bei intraarterieller Injektion führen bereits geringere Strychnindosen zur Vernichtung der Erregbarkeit (RICHET 1880). Alles in allem: das dem Curare seiner pflanzlichen Herkunft und seinem chemischen Bau nach verwandte Synapsegift Strychnin gehorcht denselben Gesetzen in der Reihenfolge der durch es ausgelösten Funktionsstörung. Durch Methylierung kann Strychnin in eine dem Curare ähnlich wirkende muskelerschlaffende Substanz umgewandelt werden.

Magnesiumsulfat, Curarin und Chininmethylchlorid greifen als erstes schon in geringer Dosis die erste Interphase (zwischen Nervenendigung und Endplatte) der Nervmuskelverbindung an. Die Reizübertragung von der Endplatte auf die Muskelfaser selbst wird erst durch die doppelte Dosis beeinträchtigt. Die Nervenleitung selbst wird erst durch extrem hohe, klinisch nicht in Betracht kommende Dosen in Mitleidenschaft gezogen (ENGBAECK).

3. Beziehungen zwischen Wirkung und Konzentration. *a) Im Serum.* PITTINGER, MORRIS u. CULLEN haben 1951 die schwierige Aufgabe der Bestimmung des Blutcurarespiegels gelöst. Die bekannten klinischen Symptome der Curarisierung beim normalen Individuum (nicht bei Myastheniekranken!) entsprechen exakt bestimmten Curarekonzentrationen im Serum: $3\ \gamma$ pro cm^3 ist der kritische Grenzwert, oberhalb dessen es zu Atemdepression kommt.

Wir möchten aus der Kurve jedoch auch Schlüsse auf das weitere Schicksal des Curare im Körper ziehen: nach dem hohen initialen Wirkungsgipfel des Curare $(10\ \gamma)$ ist der Spiegel bereits nach 6 min auf die Hälfte des Maximalwertes abgesunken, nach 10 min auf $1/3$. Der weitere Abbau geht jedoch außerordentlich langsam vor sich, jedenfalls viel langsamer, als es nach dem anfänglichen schnellen Abfall zu erwarten wäre. Ein wesentlicher unterschwelliger Spiegel ist noch nach Stunden vorhanden. All dies entspricht vollkommen den oben geschilderten klinischen Erfahrungen, da die hauptsächliche Curarewirkung und die Atemdepression selbst nach der Injektion einer so hohen Curaredosis, wie 20 mg, bereits nach 5 min ihren Höhepunkt überschritten hat und bereits nach 10 min zu ihrem Hauptteil abgeklungen ist. Die dann verbleibende, für zahlreiche Eingriffe ausreichende partielle Muskelerschlaffung hält jedoch länger an. Und die Nachinjektion selbst geringer Mengen (6 mg) führt zu einer erneuten längeren Depression. Dieser langsame Abbau des „Restcurare" erklärt nicht nur die sichere kumulierende Wirkung, sondern auch die Stunden, ja tagelang (bis zu 72 Std ist beschrieben) anhaltende Besserung spastischer und dystonischer Störungen durch eine einzelne Curareinjektion.

Wodurch ist dieses eigenartige Verhalten des Curareplasmaspiegels bedingt? Daß die Nieren und die Leber beim Abbau des Curare eine Rolle spielen *können,* ist sicher: Im Urin curarisierter Tiere ist Curare nachweisbar; und bei Injektion in die Pfortader steigt der Curareplasmaspiegel nicht so hoch an, wie bei i.v. Injektion. Der Curareabbau *muß* jedoch *nicht* durch diese beiden Organe erfolgen. Die Curarisierung klingt bei nephrektomierten, bei hepatektomierten und bei nephrohepatektomierten Tieren genau so rasch ab, wie bei normalen Tieren (EVERETT). Auch die klinische Erfahrung lehrt, daß Nieren- und Leberkranke kleine und mittlere Curaredosen nicht langsamer abbauen als gesunde (größere Dosen über 30 mg vermeide ich vorsichtshalber bei diesen Kranken). Einen verzögerten Curareabbau habe ich nur einmal erlebt bei einer 54jährigen Myxödemkranken mit einer Herabsetzung des Grundumsatzes um 20%. Die allgemeine Verlangsamung der Stoffwechselvorgänge scheint hier von Einfluß zu sein.

Auffällig ist die Ähnlichkeit der Plasmaspiegelkurve des Curare mit der der ultrakurz-wirkenden Barbiturate, wie sie von LIEF, BURNS und BRODIE auf dem Anästhesiologen-kongreß in Washington 1951 gezeigt wurde. Diese Analogie liefert meiner Ansicht nach auch den Schlüssel für die Erklärung der biphasischen Wirkung sowohl dieser Narcotica als auch der Relaxantia:

1. Die ultrakurze, nur wenige Minuten anhaltende initiale, kräftig narkotische bzw. lähmende Wirkung, und

2. die stundenlang dauernde leichte hypnotische (den „Nachschlaf" verursachende) bzw. entspannende Wirkung.

Diese Anschauung erklärt die überraschende Tatsache, daß z. B. bei stundenlangen Operationen nur zu Beginn große Evipan- und Curaredosen zur Erzielung der erforderlichen Narkose und Erschlaffung erforderlich sind[1]. Je länger der Eingriff sich hinzieht, desto geringere Mengen brauchen nachinjiziert zu werden. Kurz — die Evipan- und Curaredosen verschwinden nicht deswegen anfangs rasch aus der Blutbahn, weil sie rasch abgebaut werden, sondern weil sie in Depots abwandern. Dies sind bei den ultrakurzwirkenden Barbituraten, die 4—6mal besser fettlöslich sind, die Fettdepots; bei den muskelerschlaffenden Mitteln, die sowohl wasser- als auch fettlöslich sind, wahrscheinlich die extravasalen Flüssigkeits-räume. Der weitere Abbau kann vom Körper dann in aller Ruhe durchgeführt werden. Die Kunst der Dosierung beider Mittel beruht also darauf, die Depots nicht vollständig mit ihnen anzureichern, da sonst ihre ultrakurze in eine durchaus protrahierte Wirkung übergehen kann.

Ein weiteres allgemeines Gesetz scheint zu bestehen: die Empfindlichkeit gegenüber Dekamethonium und d-Tubocurarinchlorid ist umgekehrt proportional (Abb. 18). Die Ratte ist empfindlicher als die Katze gegenüber d-Tubocurarinchlorid. Jedoch viel weniger emp-findlich als diese gegenüber Dekamethonium. Ähnliche Beziehungen bestehen zwischen ein-zelnen Muskeln: Der Soleus ist als tonischer Muskel empfindlicher gegenüber Curare, der Tibialis als tetanischer Muskel empfindlicher gegenüber Dekamethonium (PATON u. ZAIMIS 1951).

b) Im Liquor, im Gehirn und im fötalen Kreislauf. Die Blutliquorschranke, die Bluthirnschranke und die Plazentarschranke verhindern ein all zu rasches Über-treten von Medikamenten in die von ihnen geschützten Organsysteme. Die Blut-hirnschranke genießt insofern eine Sonderstellung, als das Gehirn infolge seines hohen Lipoidgehaltes gut fettlösliche Stoffe rasch an sich zieht, während Liquor und fetales Blut infolge ihres fehlenden oder geringen Fettgehaltes sich entgegen-gesetzt verhalten.

Die mit Ausnahme des Myanesin gut wasserlöslichen muskelerschlaffenden Mittel haben normalerweise infolge ihrer geringeren Konzentration im *ZNS* nur geringe zentrale Wirkungen. Sie werden, wenn keine abnorm hohen Konzen-trationen (Einführung in den Liquor) und keine abnorme Permeabilität der Mem-branen vorliegt, also auch keine starken zentralen Wirkungen aufweisen — im Gegensatz zu den stark fettlöslichen Narcotica.

Um im *Liquor* nennenswerte, mit dem Plasmaspiegel vergleichbare Medi-kamentspiegel zu erzielen, ist normalerweise die Aufrechterhaltung einer wirk-samen Konzentration im Plasma von mindestens 2—4 Std erforderlich. Minde-stens mehrere Minuten dauert es ebenfalls, bis das Blut des *Fetus* einen dem mütter-lichen Blut vergleichbaren Medikamentspiegel erreicht. Da nach der Injektion einer voll lähmenden Dosis muskelerschlaffender Mittel der zur Atemdepression füh-rende Blutspiegel bereits nach 6—12 min unterschritten wird, erreicht die Konzen-tration besonders im Liquor, aber auch im Fetus keine gefährlichen Werte — vorausgesetzt, daß keine der im folgenden Abschnitt geschilderten abnormen Bedin-gungen herrschen.

Umgekehrt liegen die Verhältnisse bei intralumbaler, suboccipitaler oder intraventriculärer Injektion muskelerschlaffender Mittel. Hier steht einem hohen Liquorspiegel ein niedriger Blutspiegel gegenüber. Die Mittel gehen rasch (je nach Dosis nach 1—8 min) auf das Gehirn über und bewirken dort die früher beschriebenen ausgesprochenen Reizerscheinungen (Exci-tation des Atem- und Kreislaufzentrums, der motorischen Region mit Steigerung der Reflexe und Krämpfen), die erst nach längerem Intervall (je nach Dosis 1—20 min) in eine letale

---

[1] Siehe Abb. 15.

Depression und Lähmung übergehen. Geringe Curaremengen haben auch Gelegenheit, unter Überschreitung der Liquorblutschranke einen niedrigen Plasmacurarespiegel zu bilden und zu geringfügigen peripheren Lähmungen zu führen. Die Unterschiede zwischen den Mitteln der Curare- und Dekamethoniumgruppe sind nur quantitativ. Im Prinzip sind die beschriebenen Reiz- und Lähmungserscheinungen qualitativ bei beiden Gruppen gleich.

Diese Versuche liefern den Beweis, daß die muskelerschlaffenden Mittel nicht nur die periphere, sondern auch die zentralen Synapsen angreifen und in prinzipiell gleicher Weise Störungen hervorrufen. Der Einwand, daß es sich um eine „unspezifische" Reizwirkung handelt (auch Penicillin kann zentrale Krämpfe hervorrufen), besteht meiner Ansicht nach nicht zu recht. Wie wäre sonst die der Excitation folgende typische letale Depression zu erklären? Der Schluß CAVALLIS, daß die Störung der Hirnsynapsen von der Störung der peripheren Synapsen im Wirkungsmechanismus differiert, dürfte jedoch berechtigt sein. Denn die Störung der Hirnsynapsen ist tiefgreifender, anhaltender und weniger reversibel.

4. Ursachen für verschiedene lokale Konzentrationen. Nachdem wir die Wirkung der muskelerschlaffenden Mittel als Funktion der lokalen Konzentration erklärt haben, bleiben noch die Ursachen für die verschiedenen lokalen Konzentrationen zu untersuchen.

a) Verschiedene Durchblutung. Wird eine Gliedmaße oder eine Muskelgruppe im Augenblick der Curare-Injektion von der Durchblutung ausgespart, wird sie auch nicht curarisiert. Mit diesem klassischen Experiment bewies C. BERNARD vor 100 Jahren, daß Curare zuerst in der Peripherie angreift. Bei der klinischen Curare-Anwendung empfiehlt es sich deshalb, die Blutleere erst nach erfolgter Curarisierung anzulegen.

b) Verschiedene Membranpermeabilität. Besonders wichtige Körperabschnitte (Gehirn, Liquorraum, Fetus usw.) sind durch Membranen geschützt. Die Konzentration der muskelerschlaffenden Mittel in diesen Abschnitten hängt von der Durchlässigkeit dieser Membranen ab. Eine Steigerung ihrer Permeabilität führt zu einer Erhöhung, eine Herabsetzung der Permeabilität auch zu einer Herabsetzung der Konzentration der muskelerschlaffenden Mittel in den verschiedenen Abschnitten. *Ursachen* dieser Permeabilitätsänderungen sind:

1. Eine *Steigerung* der Permeabilität sämtlicher permeabler Membranen, also auch der Capillarwände und der übrigen Schranken, wird verursacht durch jede Art von Sauerstoffmangel, Kohlensäureüberschuß und Schock. Gewisse Medikamente haben dieselbe Wirkung: Hexamethylentetramin macht z. B. die Blutliquorschranke durchgängiger, Arsen führt in höheren Dosen zu einer Capillarschädigung. Ja die muskelerschlaffenden Mittel steigern, wie KOOTZ 1952 zeigen konnte, selbst die Membranpermeabilität, wahrscheinlich durch *Histamin*freisetzung. Ebenfalls durch Histaminfreisetzung scheinen entzündliche und toxische Schädigungen in dieser Richtung zu wirken.

2. Eine künstliche *Herabsetzung* der Permeabilität und Abdichtung der Capillarwände und Blutschranken wird durch verschiedene vitaminartige Stoffe erreicht: Vitamin K, Vitamin P („Gefäßvitamin") und die mit dem Vitamin P verwandte Rutingruppe (Flavonolglykoside). Die therapeutische Ausnützung dieser Gefäßabdichtung mit dem neuen deutschen Plasmaersatzmittel Subsidon (K. LANG u. M. 1951) eröffnet also auch günstige Aussichten für die Curareanwendung: Die unerwünschten zentralen Curarewirkungen werden durch Abdichtung der Bluthirn- und Blutliquorschranke hintangehalten. Auch die günstige Wirkung der Antihistaminica ist inzwischen allgemein anerkannt.

B. Die Reihenfolge der Störungen der Funktionen der Synapse.

Die Reihenfolge der Störungen der Synapsefunktionen bei Einwirkung von Synapsegiften im allgemeinen und muskelerschlaffenden Mitteln im besonderen folgt einer allgemeinen Gesetzmäßigkeit, die jeder schädigenden Wirkung zukommt: einer anfänglichen Erregung folgt eine Hemmung und schließlich (bei massiver Schädigung) der Tod.

1. Die Excitation. An der Nervmuskelverbindung ist das Erregungsstadium so gering ausgeprägt und flüchtig, daß es nur bei scharfer Beobachtung in Erscheinung tritt. Es kommt zu einer peripheren unkoordinierten Muskelunruhe, ja zu

Zuckungen besonders der mimischen Muskulatur und der Finger (besonders ausgeprägt bei Dekamethonium, UNNA 1950, sowie bei Succinylcholin, MAYRHOFER 1952). Die grobe Kraft der Muskelkontraktion ist nach Curareinjektion für wenige Sekunden (10—50) gesteigert (ROSENBLUETH 1936). Die zentrale Erregung macht sich in einer Vertiefung der Atmung bemerkbar, die sogar gegenüber Barbitursäurenarkose noch merklich in Erscheinung tritt (GRAY 1951). Alle diese flüchtigen Erscheinungen werden zur Unkenntlichkeit verwischt, wenn die Injektion der muskelerschlaffenden Mittel so langsam erfolgt (über 3 min), daß die zuerst injizierte Menge bereits zur Lähmung geführt hat, wenn die im weiteren Verlauf injizierte Dosis die Erregungssymptome verursacht: Hierbei überlagern sich die beiden Wirkungsphasen, so daß die erste nicht mehr zum Ausdruck kommt.

Nach GOEPFERT u. SCHAEFER (1937) läßt sich ein Teil dieser „Erregung" erklären durch die Verschiebung der elektrischen Reizschwelle zu den hohen Frequenzen hin, d. h. durch einen Wegfall der Wedenski-Hemmung, die normalerweise bei rasch aufeinanderfolgenden Reizen die Reizschwelle immer mehr nach den niederen Frequenzen hin verschiebt. Weiter kommt es an Stelle des normalen, glatten, wellenförmigen Endplattenstromes von ca. $10\,\sigma$ Dauer zur Auslösung ganzer Reizsalven, die über $20\,\sigma$ anhalten können.

An den Gehirnsynapsen sind diese Reizerscheinungen viel ausgeprägter und anhaltender. Sie treten klinisch nur deshalb nicht in den Vordergrund, weil das Gehirn im allgemeinen, durch die Bluthirnschranke geschützt, nur unterschwellige Curaredosen aufnimmt. Auf die schweren Reizerscheinungen bei höheren Konzentrationen im Gehirn wurde bereits im dritten Kapitel eingegangen.

2. Die Coordinationsstörung. Die beschriebene Auslösung und Weiterleitung von Aktionssalven unphysiologisch hoher Reizfrequenz an der einen Synapse und der beginnende Ausfall anderer Synapsen führt zu den für die Endphase der Curare-Erregung typischen inkoordinierten Bewegungen und Koordinationsstörungen komplexer Bewegungsabläufe. Manche Kranke führen fahrige, ataktisch anmutende Hand- und Atembewegungen aus. Auch das Mienenspiel hat, bevor es in den maskenartigen Ausdruck der Lähmungsphase verfällt, eine eigenartige Unruhe und Unkoordiniertheit. Die Koordinationsstörung der Atmung wird schließlich so ausgesprochen, daß trotz erhaltener Kraft der Atemmuskulatur der Gasaustausch gefährdet werden kann (JENKINS 1950). Eine bildliche Darstellung sämtlicher Phasen wurde durch unsere Versuche gewonnen (s. R. FREY, H. GOEPFERT und W. RAULE).

3. Die Depression. Bei protrahierter Injektion und bei Injektion in tiefer Narkose tritt durch die frühzeitig einsetzende Lähmung nur das dritte Stadium der Curare-Wirkung deutlich in Erscheinung: die Depression der Synapsen. Diese ist, wie die Wirkung der muskelerschlaffenden Mittel überhaupt, in der Peripherie am deutlichsten. Der Endplattenstrom wird verhindert, die gegenüberliegende Muskelfaser in Erregung zu versetzen (Erhöhung der Reizschwelle), ja wird schließlich selbst abgeschwächt und so klein, daß er auch die normale Reizschwelle nicht mehr erreicht. Durch Erhöhung des Reizes (kräftige elektrische Reize) oder Erniedrigung der Reizschwelle (Erhöhung des Acetylcholinspiegels bei Curare, Repolarisierung bei Dekamethonium) ist es anfangs noch möglich, den Block zu überwinden. Später, wenn der Endplattenstrom ganz ausgelöscht ist, ist auch dies nicht mehr möglich. Bei Dekamethonium ist nun auch die Muskelfaser in dem kleinen, der Endplatte gegenüberliegenden Bereich elektrisch nur durch hohe Ströme (50 Volt) erregbar. Bei Curare bleibt die direkte Erregbarkeit des Muskels zunächst erhalten. (Durch tausendfach erhöhte Curaredosen kann allerdings auch diese ausgeschaltet werden). Schließlich werden auch andere Synapsen (Ganglien, bei noch höheren

Dosen Rückenmark und Gehirn) von dieser Depression ergriffen. Hierauf soll im nächsten Abschnitt näher eingegangen werden.

Die depressive Wirkung des Curare auf die Nervmuskelverbindung wird in drei Etappen eingeteilt:

1. *die Bremersche Atonie* (beim Menschen etwa bei 0,03 mg/kg d-Tubocurarinchlorid i.v. oder 1 γ/cm³ Serum). Die Willkürmotorik und grobe Kraft ist erhalten, der Tonus jedoch herabgesetzt (lissive Wirkung WESTS).

2. *Die Paralyse nach* VULPIAN (etwa bei 0,3 mg/kg d-Tubocurarinchlorid i.v. oder 6 γ/cm³ Serum). Die Willkürmotorik ist aufgehoben. Starke Reize (heftige Schmerzreflexe oder indirekte elektrische Nervenreize) können jedoch noch Bewegungen auslösen.

3. *Die Paralyse nach* CLAUDE BERNHARD (etwa bei 0,6 mg/kg i.v. oder 10 γ/cm³ Serum). Die Ansprechbarkeit auf willkürliche und auf künstliche indirekte Reize ist aufgehoben. Direkte Reize können den Muskel jedoch noch zur Kontraktion bringen.

4. Die Paralyse. Excessiv hohe Curaredosen (100—1000 mal die lähmende Dosis) beeinträchtigen auch die direkte Erregbarkeit der Muskulatur. Die Depression des Gehirns wird irreversibel. Die Versuchstiere sind durch kein Mittel und kein Antidot mehr zu retten, selbst wenn die Sauerstoffbeatmung viele Stunden lang fortgesetzt wird.

Die graphische Darstellung der verschiedenen Wirkungsstadien der muskelerschlaffenden Mittel, etwa im Sinne der GUEDELschen Narkosestadien, stößt auf Schwierigkeiten, weil nicht nur die Dosis, sondern auch der Zeitfaktor berücksichtigt und somit ein dreidimensionales. Schema zu Hilfe gezogen werden muß.

C. Die Reihenfolge der Störungen der verschiedenen Synapsearten.

Die muskelerschlaffenden Mittel haben wir definiert als Gifte, deren erster Angriffspunkt die Synapsen der willkürmotorischen Leitungsbahnen sind. Reihenfolge, Art und Ausmaß der Störungen dieser verschiedenen Synapsearten differieren von Mittel zu Mittel (Tabelle 14 u. 15, Abb. 16).

1. Allgemeine Wirkungen auf die Synapsen. *a) Die Nervenmuskelverbindungen.* Nach den noch der Bestätigung bedürfenden Untersuchungen PAUL KRÜGERS (1952) läßt sich die quergestreifte Muskulatur morphologisch und funktionell unterteilen in:

1. *Haltefasern mit Felderstruktur* (tonisierende Fasern), erregt durch Nervenendtrauben (terminaisons en grape) über dünne, feinmarkhaltige Fasern. Die Mittel der Curaregruppe greifen nach KRÜGER zuerst an diesen Haltefasern an, und zwar schon in sehr geringen Dosen. Die „lissive" tonusherabsetzende Wirkung des Curare tritt ein, ohne daß die grobe Kraft der Muskulatur beeinträchtigt wird. Die experimentelle Enthirnungsstarre wird aufgehoben, ohne daß eine Lähmung eintritt. Muskeln mit hohem Anteil an Tonusfasern (M. soleus) und selektive Spasmen der Tonusfasern (Myogelosen, Muskelrheumatismus, Lumbago, reflektorische Bauchdeckenspannung) werden durch die Mittel der Curaregruppe besonders frühzeitig erschlafft.

Der nach Zerstörung der tetanischen Anteile der motorischen Innervation (bei Poliomyelitis, spastischer Lähmung, Littlescher Krankheit usw.) vorherrschende tonische Anteil mit seinen störenden Spasmen läßt sich ebenfalls schon durch kleine Curaredosen günstig beeinflussen. Kurz: die Mittel der Curaregruppe sind das „Atropin der quergestreiften Muskulatur".

2. *Bewegungsfasern mit Fibrillenstruktur* (tetanisierende Fasern), erregt durch von dickmarkhaltigen Nervenfasern versorgten Nervenendplatten (terminaisons en plaques), werden zuerst von den Mitteln der Dekamethoniumgruppe (Dekamethonium und Succinylcholin) angegriffen. Diese sind nach der Auffassung KRÜGERS deshalb besonders geeignet zur Coupierung abnormer Bewegungszustände (Dyskinesien, Chorea) und Krämpfen (Tetanus, Lyssa) der Bewegungsfasern.

Die für den normalen Muskeltonus charakteristischen Wellen des Elektromyogramms werden durch steigende Curaredosen vermindert und schließlich ausgelöscht (RIYLAUF). Wiederholte indirekte Reizungen eines Muskels zeigen, daß bei geringen Curaredosen zwar die initiale Zuckung noch die normale Höhe erreicht, die folgenden jedoch immer schwächer werden, bis etwa von der 5. Zuckung an ein tieferes Niveau erreicht ist (LAMBERT): ein Zeichen der rascheren Ermüdbarkeit der curarisierten Muskelfasern. Besonders deutlich geht die verschiedene Wirkung der Mittel der Curaregruppe und der Dekamethoniumgruppe aus unseren Zwerchfellaktionsströmen hervor (s. Abb. 8 u. R. FREY, H. GOEPFERT und W. RAULE). Die Mittel der Curaregruppe sind charakterisiert durch die gegensinnige Keilform der Nerven- und Muskelaktionsströme; die Mittel der Dekamethoniumgruppe durch die gleichsinnige Keilform der Aktionsströme. Denn bei der ersteren dringen die initialen Nervenimpulse noch durch, während die tonischen späteren Impulse ausfallen. Bei der Dekamethoniumgruppe fallen umgekehrt die tetanischen Initialzuckungen eher aus, während die tonischen Dauerimpulse länger erhalten bleiben.

Von einem ganz anderen Gesichtspunkt aus, nämlich dem der *Chronaxie*, ordnet die französische Schule (LAPIQUE[1], BOVET) die Reihenfolge der Curarewirkungen auf die Muskulatur:

a) Die Muskeln mit gleicher Chronaxie werden durch die Relaxantien im gleichen Zeitraum gelähmt.

b) Die Muskelgruppen mit der kürzesten Chronaxie werden als erste betroffen.

Beim Menschen hat die i.v. Injektion von d-Tubocurarinchlorid und anderen Mitteln der Curaregruppe, wie auch in mehreren Selbstversuchen bestätigt werden konnte, konstante Effekte. Die unveränderliche Reihenfolge der Lähmung ist:

1. Muskeln des Augapfels.
2. Lidmuskeln.
3. Kaumuskulatur.
4. Rückenmuskulatur.
5. Muskulatur der oberen Gliedmaßen.
6. Muskulatur der unteren Gliedmaßen.
7. Bauchmuskulatur.
8. Untere Intercostalmuskulatur.
9. Obere Intercostalmuskulatur.
10. Zwerchfell.
11. Die Finger- und Zehenmuskeln, sowie der M. levator palpebrae pflegen am resistentesten zu sein. Sie können selbst dann noch schwache Bewegungen ausführen, wenn eine koordinierte Atmung nicht mehr möglich ist.

Die Krügersche und die Lapiquesche Auffassung lassen sich schwer vereinen. In der Klärung dieser Problemstellung liegt noch eine lohnende Aufgabe vor uns. Den Weg der zukünftigen Forschung hat H. SCHAEFER 1952 vorgezeichnet.

b) Die Nervenmuskelverbindungen der glatten Muskulatur und die vegetativen Nervverbindungen.

Da die Verbindungen zwischen Nervenendigung und Erfolgsorgan gänzlich verschiedenen Mechanismen unterworfen sind, je nach dem, ob sie dem cholinergischen oder dem adrenergischen System angehören, müssen sie getrennt besprochen werden (s. auch Abb. 16).

1. Parasympathikus. Die Endsynapsen des cholinergischen Systems werden zuerst durch Atropin ausgeschaltet. Bei den Mitteln der Curaregruppe ist durch ihre Histaminnebenwirkungen die initiale Erregung ausgeprägt (Peristaltiksteigerung, Bronchospasmen usw.). Erst nach Abklingen dieser wird durch höhere Dosen auch die glatte Muskulatur ruhiggestellt. F. EICHHOLTZ zeigte 1949 am Beispiel der Nebenniere, daß auch die cholinergischen Verbindungen zwischen Vegetativum und endokrinen Drüsen durch hohe Curaredosen gehemmt werden.

2. Sympathikus. Der humorale Anteil der Reizübertragung zwischen adrenergischer Nervenendigung und glatter Muskulatur wird durch das Sympathin (wahrscheinlich identisch mit Noradrenalin) vermittelt. Störungen dieser Reizübertragungen

---

[1] LAPIQUE behauptet, daß die Curarewirkung durch Heterochronismus zustande kommt, also durch Verschiedenheit der Chronaxie zwischen Nerv und Muskel. Diese Auffassung ist mehrfach widerlegt (Literatur z. n. H. SCHAEFER: Elektrophysiologie).

sind durch entsprechende Sympathicolytica möglich, wie Dibenamin (viele Stunden anhaltende Wirkung), Regitin (kurzfristige Wirkung), möglicherweise auch durch Priscol und Kalikrein (Freysches Kreislaufhormon). Die Mittel der Curare-, Methonium- und Myanesingruppe besitzen zwar keinen direkten Einfluß auf die adrenergischen Synapsen, wohl aber einen indirekten Einfluß auf dem Weg über die vegetativen Ganglien.

c) Die vegetativen Ganglien. In den sympathischen und parasympathischen Ganglien findet die Reizübertragung, wie in den übrigen Synapsen auch, wieder unter Vermittlung des Acetylcholins statt. Die fünf- bis sechsgliedrigen Mittel der Methoniumgruppe (Penta- und Hexamethonium, Pendiomid) und Arfonad haben als ersten Angriffspunkt die Synapsen der vegetativen Ganglien. Diese „Ganglienblocker" führen demnach zu einer gleichzeitigen Ausschaltung beider Komponenten des vegetativen Nervensystems, einer Erschlaffung sowohl der vom Sympathikus, als auch der vom Parasympathikus versorgten glatten Muskulatur und einer Hemmung der endokrinen Drüsen. Sie werden deshalb therapeutisch angewendet:

1. Zur Linderung von *Spasmen* der glatten Muskulatur des Verdauungstraktes, der Gallen- und Harnwege (Buscopan).

2. Zur Lösung von Spasmen der glatten Muskulatur der *Gefäße*, zur Erweiterung des Blutgefäßbettes, Verminderung des peripheren Widerstandes und damit Senkung des Blutdruckes bei Hypertonie und Glaukom und zur Erzielung der kontrollierten Hypotension bei Operationen (Lit. bei E. Kern 1952 und R. Frey 1953).

Die Wirkung der eigentlichen Muskelrelaxantien erstreckt sich ebenfalls, wenn auch erst in zweiter Linie, auf das Vegetativum. Die französische Schule unterscheidet zwei Stadien der neurovegetativen Curarewirkung:

1. Das vagotonische Stadium. Bei kleinen Dosen und zu Beginn der Wirkung großer Dosen wird der Sympathicus stärker ausgeschaltet. Hierdurch kommt es zu einem Überwiegen des Vagus, das durch die Histaminnebenwirkung noch gesteigert wird: Wärmewallung zum Kopf, Tränen- und Speichelfluß, eventuell Laryngo- und Bronchospasmus, Peristaltikanregung an Darm, Gallenwegen und Ureter.

2. Das vagolytische Stadium. Nach Überwindung dieser kurzen Reizphase führen mittlere und größere Curaredosen zu einer Depression auch des Vagus mit Schwinden der Rachenreflexe, Lösung der Broncho- und Laryngospasmen, Dämpfung der Peristaltik und Dämpfung sonst störender Kreislaufreflexe. Dieser neurovegetative Curareeffekt erklärt u. a. die günstige Antischockwirkung der Muskelrelaxantien.

Guyton u. Reeder untersuchten 1950 die vegetativen Curarewirkungen erstmals quantitativ im Vergleich zu den lähmenden Dosen. Um zwei parasympathische Funktionen (Ganglion ciliare und Herzvagus) komplett auszuschalten, war die 1,5fache, um drei sympathische Funktionen (Ganglion cervicale sup., Ganglion Stellatum, Splanchnicus) zu beseitigen, die 5—10fache peripher lähmende Dosis erforderlich. Nach Injektion einer peripher lähmenden Curaredosis betrug die Dauer der Depression des Ganglion cervicale superius 22, die des inferius 20 min.

d) Die Spinalganglien. Die in den Spinalganglien unterbrochenen zentripetalen Schmerzbahnen werden zuerst durch Inhalationsanalgetica (Trilen, Äther, Chloroform) ausgeschaltet. Hierdurch wird ein Stadium der „Analgesie" erreicht, in dem die zentralen und motorischen Synapsen noch nicht wesentlich beeinträchtigt sind. Die muskelerschlaffenden Mittel greifen die sensiblen Synapsen des Menschen als letztes an und spielen für sie deshalb praktisch keine Rolle. Denn sie werden im klinischen Dosisbereich nicht beeinflußt (Smith). Auch im Tierexperiment fanden Kellgren und Mitarbeiter 1946 keine Veränderung der

Schmerzreizkurve. Nur HARDT u. HOTOVY stellten bei Beginn der Curarewirkung sonst unterschwelliger Dosen eine leichte Abschwächung der Schmerzbeantwortung (Cornealreflex) fest, die jedoch bei beginnender Lähmung wieder verschwand. Es ist nicht sicher, ob es sich hierbei um eine echte zentralanalgetische Wirkung handelt, oder ob nicht die allgemeine Herabsetzung des Tonus die Reizantworten seltener macht.

e) Das Rückenmark. Die motorischen Synapsen des Rückenmarkes werden durch die Mittel der Myanesingruppe (Curarythan, Byk M 1, Guajakolglycerinäther, Myocain, My 301) zuerst ausgeschaltet. Die therapeutische Breite ist relativ groß, da die Atemmuskulatur erst durch wesentlich größere Dosen beeinflußt wird. Die erreichbare Muskelerschlaffung gleicht jedoch nicht der des Curare, so daß diese Mittel für die Intubation und intrathorakale Eingriffe nicht so gut geeignet sind — ganz abgesehen von der Gefahr der Hämolyse und Thrombose bei i.v Injektion. Die Krämpfe beim Elektroschock werden bei oraler Zufuhr nicht gelindert, wohl aber eine Reihe spastisch-dystonischer Krankheiten.

Bei der Querschnittsdurchtrennung des Rückenmarks werden die tetanischen Muskelfasern durch Fortfall der supraspinalen Steuerung funktionell ausgeschaltet, während die diffus verteilten tonischen Fasern aktionsfähig bleiben und durch Enthemmung überaktiv werden (BECKER u. KRÜGER 1951). Die „tonisierenden" supraspinalen, durch das Extrapyramidium vermittelten Impulse bedürfen nur der tetanischen Muskelfasern, die als das differenziertere Substrat verwundbarer und weniger autonom sind, als die tonischen Fasern (die Funktion des Haltens ist weniger auf die übergeordnete Steuerung angewiesen, als die des Bewegens). Das bei kompletter Rückenmarksdurchtrennung distal auftretende, oft recht störende „kinetische Tonussyndrom" ist durch die muskelerschlaffenden Mittel der Curaregruppe günstig zu beeinflussen, da diese in kleinen Dosen in erster Linie an den tonischen Anteilen der Muskulatur angreifen.

Die Mittel der Curare- und Methoniumgruppe erreichen das Rückenmark bei der klinischen Anwendung nicht in genügend großen Dosen, um eine deutliche Wirkung auszulösen. Bei experimenteller intralumbaler Injektion kommt es jedoch nach einer vorübergehenden Excitation mit Reflexsteigerung und Krämpfen zu einer länger anhaltenden Depression — auch dann, wenn durch Abbindung des Spinalkanals oder Enthirnung zentrale Curareeinflüsse ausgeschlossen sind.

f) Die Medulla oblongata. Nächst dem Herzen ist die Funktion der in der Medulla liegenden Zentren, besonders des Atemzentrums und des Kreislaufzentrums, von unmittelbar vitalster Bedeutung. Die Frage der Beeinflussung des *Atemzentrums* (Abb. 7) durch muskelerschlaffende Mittel ist deshalb von verschiedener Seite bearbeitet worden. Die Ergebnisse waren widersprechend:

Bei Injektion von Mitteln der Curaregruppe in den 4. Ventrikel wurde eine langdauernde Erregung mit Erhöhung der Amplitude und Frequenz der Atmung, Inkoordination und Krämpfen beobachtet, gefolgt von Depression und Tod (KAHLSON u. PEIL, VON EULER 1943, SALAMA 1950 und 1951 an Katzen, CAVALLI 1950 an Kaninchen). Bei *i.v.* Injektion am Kaninchen sah FEGLER 1942 eine *Depression* des Atemzentrums bereits eintreten, bevor eine vollkommene periphere Muskelerschlaffung vorhanden war. Seine Versuche sind, ebenso wie die anderer älterer Autoren, schon deshalb heute nicht mehr verwertbar, weil sie nicht mit einem chemisch reinen Alkaloid durchgeführt wurden, sondern mit einem Extrakt aus Roh-Curare.

WEST beobachtete 1938 sowohl im Kaninchenversuch, als auch am Menschen nach Zufuhr von Kalebassen-Curare als erste Wirkung (früher als die allgemeine Lähmung auftrat) eine Verlangsamung und Erschwerung der Atmung. Diese initiale Phase führte manchmal schon zu fataler Asphyxie, obwohl sie nur mit geringgradiger allgemeiner Lähmung einherging. Die Lungen der Versuchstiere waren dunkel, fast luftlos, und kollabiert. Um sie auszudehnen, war ein Wasserdruck von 8 cm notwendig (normal 2 cm).

Am Hund bewirkt Curare i.v. nach einem kurzen Intervall der Erregung der Atmung eine Abnahme der Atemfrequenz und Amplitude. Diese Hemmung ist progressiv und resultiert schließlich in einem Aufhören der Atembewegung. Zu Beginn dieser Hemmung verursacht ein Schmerzreiz noch eine Beschleunigung und Vertiefung der Atmung. Später ist dieser Reiz wirkungslos. Nach Eintritt des Atemstillstandes löst Phrenicusreizung immer noch Zwerchfellkontraktionen aus. Diese sind nur durch noch größere Curaredosen zu verhindern. FEGLER schloß 1942 hieraus, daß die Curare-Atemhemmung in erster Linie durch eine Wirkung auf das Atemzentrum bedingt sei: die Unterbrechung des Atemreflexbogens finde zentral, erst später auch peripher statt.

Nach kleinen Dekamethoniumdosen sahen DAVIS u. LEWIS 1949, HARRIS u. DRIPPS 1950 oft eine Zunahme der Atemfrequenz um 50—100% die von der 2.—3. bis zur 5.—10. min anhielt. Am Menschen beobachtete auch GRAY 1951 an gesunden Freiwilligen, daß die durch Pentothalinjektion verursachte initiale Atemdepression durch gleichzeitige Curaregabe antagonisiert wurde.

Auf der anderen Seite wurden 6 von den 30 beschriebenen Narkose-Todesfällen auf eine „zentrale Atemdepression" zurückgeführt (CHARLTON 1942, APGAR 1946, SALAMA 1948, SADOVE 1950, FOREGGER 1950, ZIMMERMANN 1951). Sowohl wir selbst, als auch eine Reihe anderer Auroren (FAULCONER, VETTEN u. NICHOLSON 1950) haben nach Dekamethonium verschiedentlich längere zentrale Depressionen gesehen. Diese Widersprüche lassen sich, wie die gegensätzlichen Auffassungen über die zentralen Curarewirkungen überhaupt, durch die von uns geschilderte *Theorie der phasischen Curarewirkung* erklären:

Tabelle 16. *Methoden zur Prüfung der Wirkung muskelerschlaffender Mittel auf das Atemzentrum.*

Autor	Jahr	Methode	Versuchs-objekt	Mittel	Ergebnis
THOMAS u. FRANKE	1928	isolierter Zwerch-fellabschnitt	Hund	Nicotin	keine Wirkung.
KAHLSON u. PEIL	1937	direkte Aufbringung auf das ZNS	Katze	Curare	Excitation, dann Depression.
FEGLER	1942	i.v. Injektion	Hund	Curare Merck	Depression.
JENKINS	1950	i.v. Injektion Atemregistrierung	Hund	d-Tubocurarin-chlorid	Dissoziation, Inkoordination.
HARDT u. HOTOVY	1950	subcutane Injekt. Atemregistrierung	Ratte	d-Tubocurarin-chlorid	Tachypnoe, Krampfatmung.
GRAY	1950	i.v. Injektion Atemregistrierung	Mensch	d-Tubocurarin-chlorid	Excitation.
PATON u. ZAIMIS	1951	i.v. Injektion, Phrenicusimpulse, (nur 10 Atemzüge)	Hund	d-Tubocurarin-chlorid	keine Wirkung.
EICHHOLTZ u. TAUGNER	1951	isolierter Zwerch-fellabschnitt	Ratte	d-Tubocurarin-chlorid, Lähmungsdosis	Depression (20%), keine Wirkung (80%).
FREY, GÖPFERT u. RAULE	1952	i.v. Injektion, Phrenicusimpulse, Zwerchfell-EMG, Atem-Effekt (fortlaufend bei sonst konstanten Bedingungen)	Hund	Mittel der Curaregruppe, Methoniumgruppe, Myanesingruppe	Erregung, Inkoordination, dann Depression, je nach Empfindlichkeit bei 1—100fach lähmenden Dosen.

Die Curarewirkung verläuft in 4 Phasen: der Excitation, der Inkoordination, der Depression und (bei extrem hoher lokaler Konzentration) der Paralyse. Unsere oben geschilderten experimentellen klinischen Beobachtungen lassen sich dahin zusammenfassen, daß rasche i.v. Injektion größerer Curaremengen (0,3 mg/kg, das sind beim Menschen 15—30 mg) zu einer kurzfristigen Erregung des Atemzentrums führen, unmittelbar gefolgt von Koordinationsstörungen (interpolierte Hustenstöße, „Bocken"), die binnen 3—6 min in eine leichte Depression übergehen. Diese zentrale Depression kann bei pathologischer Anreicherung großer Dosen im

Zentralnervensystem die periphere Curarewirkung überdauern. Die routinemäßige postoparative Sauerstofftherapie für 10—20 min ist deshalb sicher von Nutzen. Bei abnormer Durchlässigkeit der Bluthirnschranke (z. B. bei Schock oder Hypoxie) oder bei abnorm hohen Curaredosen (über 50 mg) kann die Atemdepression so deutlich sein, daß sich längere assistierte Sauerstoffbeatmung empfiehlt.

Die Widersprüche in der Literatur beruhen darauf, daß nicht der ganze Ablauf, sondern jeweils nur ein *Teilausschnitt* des geschilderten phasischen Geschehens beobachtet wurde. Die verschiedenen Beobachter setzten ihre Ergebnisse außerdem nicht in Beziehung zu der lokalen Konzentration der muskelerschlaffenden Mittel in dem von ihnen untersuchten Organ.

Da aus unseren Untersuchungen folgt, daß bei jeder Anwendung größerer Mengen muskelerschlaffender Mittel mit einer peripheren und unter pathologischen Bedingungen, wie z. B. abnormer Permeabilität der Bluthirnschranke, auch zentralen Beeinträchtigung der Atmung zu rechnen ist, sind wir der Auffassung, daß die Atmung in diesem Fall grundsätzlich assistiert, bei noch stärkerer Beeinträchtigung kontrolliert werden soll (Abb. 11—14).

Klinisch wichtig ist die richtige Beurteilung der künstlichen Beatmung. Insbesondere, wenn die natürliche Atmung gegen Ende der Operation wieder in Gang gesetzt werden soll, ist die obige dreifache Möglichkeit einer Apnoe zu bedenken (Abb. 9).

Die hypoxische Apnoe (Nr. 2) und die Apnoe durch medikamentöse zentrale Depression (Nr. 3) sind spontan nicht reversibel. Rettung ist nur durch sofort einsetzende kräftige Beatmung möglich (vgl. Abb. 11—14).

Die Wirkung auf das *Kreislaufzentrum* ist von den meisten Beobachtern überschätzt worden. Der besonders beim Hund beschriebene schlagartige Blutdruckabfall (EVERETT 1948) ist in erster Linie peripher bedingt durch die mit der Herabsetzung des Muskeltonus einhergehende Verminderung des venösen Rückflusses zum Herzen, sowie durch die Herabsetzung des peripheren Gefäßtonus (MAURATH 1950). Wir beobachteten im Selbstversuch regelmäßig eine allerdings vielleicht teilweise psychisch bedingte Blutdrucksteigerung um 20—60 mg Hg, die binnen 10 min wieder abklang. Die intracysternale Injektion führt ebenfalls zum Blutdruckanstieg. Erst im Stadium der allgemeinen zentralen Depression ante finem kommt es auch zum zentralen Blutdruckabfall. Die bei der Narkoseeinleitung gelegentlich beobachteten kurzfristigen Blutdrucksenkungen führten wir nicht auf die muskelerschlaffenden Mittel, sondern auf die depressorische Wirkung der Barbiturate zurück.

Folgende Faktoren können bei der Anwendung muskelerschlaffender Mittel zu einem Blutdruckabfall führen:

1. *Stagnation* im Capillarbett durch Verlust des Skeletmuskeltonus.
2. *Dilatation* der Venolen durch Splanchnikuslähmung (Versacken in der Peripherie durch Ganglienblockade, gleichzeitig Herabsetzung des peripheren Widerstandes durch Dilatation der Arteriolen).
3. *Lähmung* der Interkostal- und Bauchmuskeln: Die verminderte Atmung führt zu einer Abnahme der Saugwirkung des Thorax und damit zu einer Verminderung des venösen Rückflusses.
4. Lähmung der Nebennierennerven mit folgender „*Oligoadrenalinaemie*" (EICHHOLTZ).
5. Lähmung des Vasomotorenzentrums durch Depression infolge der *Begleitnarkose*.
6. Durch Einwirkung der muskelerschlaffenden Mittel auf das *Kreislaufzentrum*.

g) Der Hirnstamm. Die Mittel der Myanesingruppe greifen bei höherer Dosis auch an den motorischen Synapsen des Hirnstammes an. Dieser ist gegenüber den anderen muskelerschlaffenden Mitteln (Curare- und Dekamethoniumgruppe) resistent. Die subcorticalen Gebiete werden auch durch Curaredosen noch nicht ausgeschaltet, welche die Großhirnrinde bereits lahmlegen (McCAWLEY).

h) Das Kleinhirn. Bei direkter intracerebellarer Injektion muskelerschlaffender Mittel wurde wiederholt eine Beeinflussung des Kleinhirns beobachtet; diese führt zu großen Bewegungen und Krämpfen, die bei höheren Dosen von einer letalen Depression gefolgt sind.

i) Die Großhirnrinde. Der klassisch gewordene Versuch von Scott Smith hat gezeigt, daß bei sehr kräftigen und gesunden Personen die langsame Injektion (verteilt auf 40 min) von 75 mg d-Tubocurarinchlorid nicht zu sensiblen Ausfällen oder Störungen der Merkfähigkeit und Intelligenz führt. Smith hat auf Grund dieses seines heroischen Versuches dem Curare jede zentrale Wirkung abgesprochen.

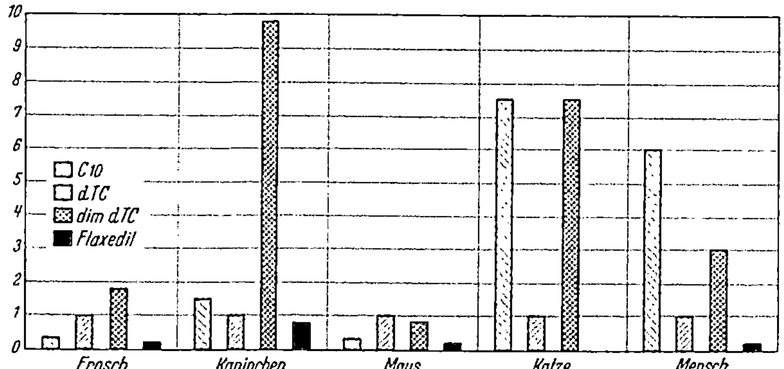

Abb. 18. Vergleich der wirksamen Dosen bei Tieren. d-Tubocurarinchlorid ist als Standard genommen, seine Wirkung ist = 1 gesetzt (nach Unna 1951).

Diese Schlußfolgerungen gehen wohl etwas zu weit. Es bestehen sicher individuelle Unterschiede, zumal bei Kranken und narkotisierten Personen. Sämtliche übrigen Selbstversuche, auch unsere eigenen, zeigten gewisse zentrale Wirkungen, garnicht zu reden von den Versuchen Grays und dem Nachweis zentraler Wirkungen bei Anreicherung muskelerschlaffender Mittel im Liquor (Salama). Und gerade die am meisten interessierende zentrale Wirkung: die Beeinflussung des Atemzentrums, wurde bei Smith nicht untersucht. Daß er erheblich unter Atemnot litt und lange Zeit beatmet werden mußte, geht aus seiner Schilderung hervor. Das Verdienst von Smith bleibt trotzdem groß genug. Er hat dafür gesorgt, daß die somatisch (meist durch Sauerstoffmangel) bedingten Einflüsse bei der Untersuchung der zentralen Curarewirkungen sauber abgetrennt wurden. Denn eine ganze Reihe psychischer Veränderungen ist wohl weniger durch eine direkte zentrale Einwirkung, als vielmehr auf dem Umweg über eine Beeinflussung der Peripherie zu erklären. Auf die interessanten psychosomatischen Beziehungen, wie z. B. bei der überraschend schnellen Beruhigung tobender Geisteskranker, haben wir oben bereits hingewiesen.

Das *Elektroencephalogramm* wurde mit Erfolg zur Bestimmung der Narkosetiefe (Bickford 1950, Rosenkötter u. Selbach 1952, J. Bark 1953) bei Äther (Courtin 1950, Mayo, Bickford u. Faulconer 1951) und Pentothal (Kirsey 1951) herangezogen. Zur Bestimmung des Grades der Curarisierung ist es (bei klinischen Dosen) nicht geeignet. Denn es wird auch durch die 5—50fache peripher lähmende Dosis nicht beeinträchtigt, wenn für genügende künstliche Beatmung gesorgt wird. Noch höhere Dosen (100—1000fache) bringen jedoch ebenso, wie die Narkotica, die Aktivität der Hirnströme immer mehr zum Erliegen — ein Zeichen, daß auch die Hirnsynapsen blockiert werden, wenn nur die Konzentration der Synapsegifte im Großhirn hoch genug geworden ist. Die elektrische Aktivität des Hirnstammes und der Stammganglien ist resistenter, als die der Rinde, erlischt aber schließlich ebenfalls (McCawley 1949).

Die Blockierung der Hirnsynapsen mit diesen großen Dosen scheint von längerer Dauer, wahrscheinlich sogar irreversibel zu sein. Sie ist weder durch zentralerregende Mittel (Cardiazol) noch durch die üblichen Antidote aufzuheben. Der Wirkungsmechanismus muß demnach ein anderer sein. Daß die bei intracysternaler Injektion beobachteten Krämpfe bei i.v. Zufuhr zu entsprechend hoher Konzentration im Gehirn führender Dosen nicht manifest werden,

Tabelle 17. *Eigene Untersuchungen der Wirkungen muskelerschlaffender Mittel beim Hund.*

Mittel	periphere Erschlaffungs- dosis mg/kg	dauer min	Blutdruck	Puls	Wirkung auf Atem- zentrum
1. Curaregruppe:					phasisch: Erregung, Inkoordination, Depression.
a) pflanzliche Alkaloide					
d-Tubocurarin Haf d-Tubocurarin Asta	0,2	26	Abfall	Tachykardie	Von Bedeutung nur bei großen Dosen und erhöhter Membran-Permeabilität.
Dimethyl-d-Tubocurarin (Braun, Haf)	0,1	20	leichter Abfall	,,	geringer als d-T-Curarin
b) synthetische Mittel					geringer als d-T-Curarin
Flaxedil (Böhringer)	1,0	23	Anstieg	ausgeprägte Tachykardie	geringer als d-T-Curarin
Desoxy-Dauricin III Pl 144 (Knoll)	0,5	24	Abfall	Tachykardie	geringer als d-T-Curarin
Retensin (Asta)	1,5	25	Anstieg	Tachykardie	geringer als d-T-Curarin
Belladonninbrom-aethylat (Merck)	0,15	12	Anstieg	Tachykardie	geringer als d-T-Curarin
II. Methoniumgruppe: Dekamethonium (Braun, Melsungen)	0,05	20	Anstieg	Tachykardie	wie d-T-Curarin
Succinylcholin (Vitrum, Stockholm) (Stickstoffwerke Linz/Donau)	0,4	8	leichter Anstieg	leichte Tachykardie	wie d-T-Curarin
III. Myanesingruppe: Curarythan (Goda, Bad Homburg)	10,0	25	Anstieg dann Abfall	Tachy- dann Bradykardie	geringer als d-T-Curarin phasisch: Depression bei hohen Dosen, geringer als d-T-Curarin.
Guajacol-Glycerin-Äther (My 301-Brunnengräber)	10,0	25			

ist einfach dadurch zu erklären, daß bereits vor ihrem Auftreten eine komplette periphere Lähmung besteht. Bei intraaortaler Injektion und gleichzeitiger Abklemmung des distalen Aortenabschnittes konnten im Froschversuch zentrale Krämpfe beobachtet werden (TILLIE).

2. **Spezielle Wirkungen muskelerschlaffender Mittel.** *a) Bei verschiedenen Tierspezies.* Bei verschiedenen Tierarten bestehen quantitative Wirkungsunterschiede der einzelnen muskelerschlaffenden Mittel. Die Empfindlichkeit gegenüber den Mitteln der Curaregruppe und Dekamethoniumgruppe scheint *umgekehrt proportional* zu sein: Tiere, die gegenüber Dekamethonium stark empfindlich sind, sind verhältnismäßig resistent gegenüber Curare und umgekehrt. Auch bei verschiedenen Muskeln am selben Tier besteht dieser reziproke Antagonismus. So

ist der Musc. soleus der Katze als tonischer Muskel stark empfindlich gegenüber Curare und resistent gegenüber Dekamethonium. Der Musc.tibialis als mehr tetanischer Muskel ist empfindlich gegenüber Dekamethonium und resistent gegenüber Curare (PATON und ZAIMIS, zit. bei R. FREY 1952).

Molusken und andere niedere Tiere werden nur durch extrem hohe Curaredosen gelähmt. Die zentrale Depression ist ausgeprägt und tritt gleichzeitig mit der peripheren Lähmung ein. Bei Wirbeltieren besteht mehr Einheitlichkeit, wenn auch noch keineswegs in der Dosis oder Reihenfolge des Ausfalls der Synapsen: Bei Fischen geht die zentrale Depression der peripheren voraus, bei Fröschen überdauert sie dieselbe (PICK u. UNNA). Erst bei den Säugetieren werden einheitliche Abläufe gesehen. Die verschiedenen zu einer peripheren Lähmung führenden Dosen muskelerschlaffender Mittel bei verschiedenen Tieren gehen aus Abb. 18 hervor (nach UNNA).

b) Bei verschiedenen Mitteln. Die obige Tabelle 17 faßt das Ergebnis unserer vergleichenden Untersuchungen der muskelerschlaffenden Mittel noch einmal zusammen. Die graphische Darstellung der Ergebnisse haben wir im Anästhesist 1, 10 (1952) mitgeteilt.

Zusammenfassung.

An Hand von über 3000 eigenen Curareanwendungen in Tierexperiment, Selbstversuch und Klinik wird eine die Widersprüche der Literatur erklärende Anschauung über die Muskelrelaxantien entwickelt. Diese werden definiert als diejenige Untergruppe der Synapsegifte, welche zuerst die *Synapsen* der zur quergestreiften Muskulatur ziehenden *motorischen* Leitungsbahnen ausschalten (im Gegensatz zu den Narkotica, die zuerst die sensiblen oder zentralen Synapsen lahmlegen). Sie stören nicht nur den *humoralen* Anteil der Reizübertragung als Substratkonkurrenten für Kalium oder Acetylcholin, sondern auch den *elektrischen* Anteil der Reizpropagierung. Sie unterscheiden sich von den anderen Synapsegiften nur durch die Reihenfolge ihrer Angriffspunkte: Sie schalten zuerst die Synapsen der Willkürmotorik aus, sei es im Hirnstamm und Rückenmark (Myanesingruppe), sei es an der (nur eine Sonderform der nervösen Synapsen darstellenden) Nervmuskelverbindung (depolarisierende Dekamethoniumgruppe und repolarisierende Curaregruppe).

Mit steigender Dosis und lokaler Konzentration werden weitere Synapsen der Peripherie, des Vegetativums und schließlich auch der Zentren in Mitleidenschaft gezogen. Die „lissive" Wirkung der Mittel der Curaregruppe findet nach der Arbeitshypothese KRÜGERS ihre Erklärung in der Unterteilung der quergestreiften Muskulatur in „Tonusfasern" und „Bewegungsfasern": Die Synapsen zwischen Nervenendtraube und Tonusfaser werden bereits durch Bruchteile der Curaredosis ausgeschaltet, die zu einer Lähmung der Synapsen zwischen Nervenendplatte und Bewegungsfaser erforderlich ist. Umgekehrt greifen die Mittel der Dekamethoniumgruppe zuerst an den zu den tetanischen Fasern ziehenden Leitungsbahnen an.

Jeder *Depression* einer Synapse geht eine *Excitation* (Wegfall der Wedenski-Hemmung bei der Curaregruppe, Depolarisierung bei der Dekamethoniumgruppe) und *Koordinationsstörung* voraus: wenig deutlich in der Peripherie und bei den weitgehend methylierten Verbindungen, ausgeprägt im Zentralnervensystem und bei den nicht methylierten Verbindungen (extrem: Strychningruppe).

Die Widersprüche in der Literatur über *zentrale Wirkungen* der muskelerschlaffenden Mittel werden aufgelöst durch

1. Abtrennung der Nebenwirkungen (Hypoxie, Hyperkapnie und Histaminfreisetzung) von der eigentlichen Curarewirkung,

2. Berücksichtigung der verschiedenen lokalen Konzentrationen im Zentralnervensystem je nach Applikationsart und Durchgängigkeit der Bluthirnschranke, und

3. Berücksichtigung des phasischen Ablaufes der Wirkung der muskelerschlaffenden Mittel.

Das *rasche Abklingen* der Wirkung klinisch verwendeter Dosen wird nicht nur auf einen raschen Abbau der muskelerschlaffenden Mittel zurückgeführt, sondern auch auf das rasche Absinken des Plasmaspiegels infolge Abwanderung in die Körperdepots (die Mittel sind sowohl fett- als auch wasserlöslich). Nicht nur die Einzel-, sondern auch die Gesamtdosis der Mittel ist deshalb von Wichtigkeit. Ein unterschwelliger Curarespiegel bleibt noch stundenlang erhalten. Die Mittel der *Curaregruppe* kumulieren ausgesprochen. Die Mittel der *Dekamethoniumgruppe* hingegen kumulieren nicht; es ist sogar eine Tachyphylaxie beschrieben.

Nur eine klare Kenntnis der pharmakologischen Eigenschaften und der praktischen Anwendungsmöglichkeiten der muskelerschlaffenden Mittel erlaubt ihre gefahrlose Anwendung am Menschen. Jedes der einzelnen muskelerschlaffenden Mittel und jedes der Gegenmittel hat seine eigene Indikation, die klar herausgearbeitet werden müssen.

Dem Anästhesiologen von heute ist mit den *drei verschiedenen Gruppen* muskelerschlaffender Mittel eine wunderbare Methode in die Hand gegeben, dem Patienten die tiefe Narkose zu ersparen und gleichzeitig dem Chirurgen die Arbeit zu erleichtern. Auf dem Boden einer genauen Kenntnis der verschiedenen Mittel, ihrer Wirkungen und Nebenwirkungen, kann er heute die Kunst entwickeln, bei jedem Kranken und in jeder Situation nicht nur das optimale Narkotikum, sondern auch das *optimale Muskelrelaxans* individuell auszuwählen.

Darüber hinaus haben die muskelerschlaffenden Mittel ein breites Anwendungsfeld in allen Sparten der klinischen Medizin erworben. Die Ausschöpfung dieser Möglichkeiten steht erst am Anfang ihrer Entwicklung. Diese zu fördern, ist der Sinn dieser Arbeit.

Für wertvolle Unterstützung bei diesen Untersuchungen danke ich Herrn Professor Dr. K. H. BAUER und Herrn Professor Dr. H. SCHAEFER, Heidelberg.